上班族的
隨身隨手隨時動動本

隨手拿起動動本，隨時隨地動一動，
向乾眼症、鮪魚肚等早衰症狀說掰掰！

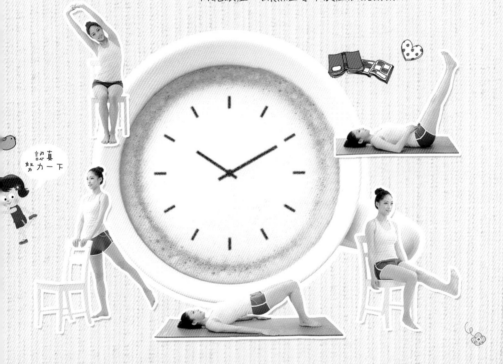

認真
努力一下

一本寫給各類疲憊族群的健康手札！
壓力族、外食族、上班族，辛苦了，
矯正姿勢、消除疲勞、減輕痠痛，通通一次解決！

健康管理師 **陳柏儒** 編著

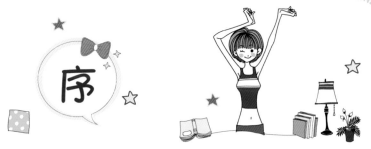

從健康端走向疾病端距離雖遠，但是抵達速度卻很快，只要讀者沒有確實做好健康的規劃與管理，身體很快就會衰敗退化，最終產生疾病。

不過，只要人們及早發現生活中的健康缺口，馬上修補，就能將生理狀態停留在最好的時刻。很多人問筆者如何「凍齡」，其實將生理年齡停留在某一時刻不難，就像是發現水管破洞漏水，趕緊將破洞修補好，水就不會繼續漏失，可是，這畢竟是緊急修補的洞，如果不加以保養維護，過了不了多久，水管還是會從破損的地方再次爆裂。

其實，身體的健康與疾病之間僅僅一牆之隔，吃喝拉撒睡這些日常生活瑣事，是決定你倒向健康端或者疾病端的關鍵。用骨牌來舉例，生活裡的每個細節都是一張骨牌，這些細節堆疊出屬於你的骨牌矩陣，如果你的生活習慣是錯誤的，哪怕只有一個錯誤，這矩陣也會一路倒向疾病端，於是讀者必須在第一張骨牌倒下前扶正它，接著再把已經倒下的骨牌一一扶正。由此可知，善用所謂的骨牌效應也能「逆轉勝」，將身體從疾病端往健康端推。

良好的生活習慣也能產生一連串的正向反應。例如健康正確的

飲食內容能夠供應充足營養素，而不會讓身體感覺負擔，並能增加基礎代謝率，協助控制體重，因為好的食物能夠提供足夠能量，讓你的體能變好，穩定情緒，改善睡眠品質。這也是一種骨牌效應，只要從飲食習慣開始改變，就可以獲得正向的效益。

影響身體健康與否的所有生活細節都是相同的，舉例來說，同樣是吃飯，飲食內容與習慣就可以決定健康走向，如果你選擇低油、低鹽、低糖飲食，想當然耳，會比選擇高油、高鹽、高糖飲食的人更有機會靠近健康端。

本書利用「按時養生法」幫助你展開健康的一天。早晨不管是鬧鐘吵醒你，還是自然醒過來，都別急著下床，先來個起床儀式，再吃頓健康早餐，通勤時也可以趁機瘦身，所以不要忽略早上通勤時間的健康細節。此外，人們經常停留的辦公室潛藏許多威脅健康的殺手，筆者教你揪出來，上班族要如何解決一天三餐，早餐並非只有「袋餐」可以選擇，午餐不是只有戰鬥餐可以吃，晚餐可以結算一天熱量平衡，如何才不會欠缺睡眠，這些問題在本書都有答案。

筆者提供了維繫健康的多種方法，卻無法保證讀者一定會變得健康，因為最重要的還是你必須「親自」執行每一個生活中的健康細節。

編者 謹識

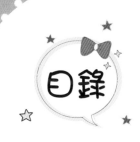

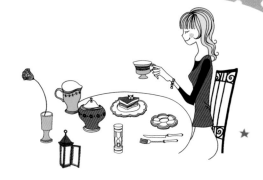

目錄

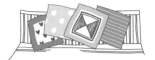

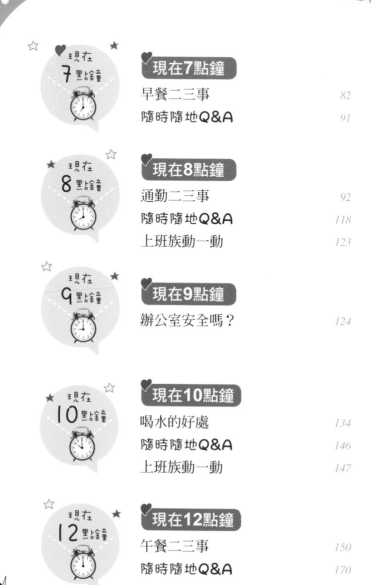

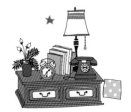
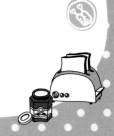

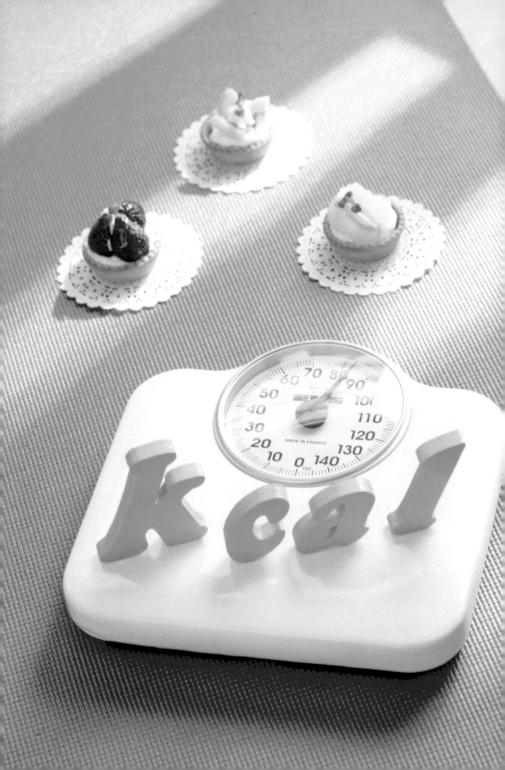

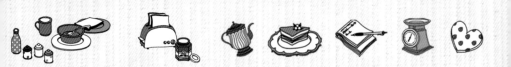

Part 1
我的健康養生觀

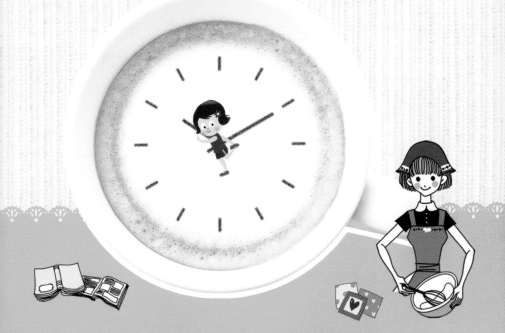

為什麼人會生病？其實就是身體的平衡出現問題，
可能是體內的寒熱失調、氣血不足，甚至是體內的廢物堆積，
導致人體出現介於健康與疾病之間的亞健康狀態，
而造成氣虛、瘀血、氣鬱、陽虛、陰虛、痰濕、濕熱等體質，
若沒有在年輕時細心調養，
到了中年之後，可能難以維持健康的身體了。

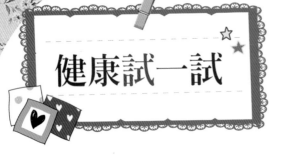

健康試一試

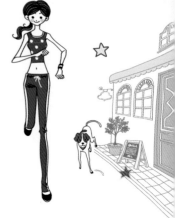

◆ 亞健康量表

☐ 經常頭昏、頭痛。

☐ 經常耳朵癢、耳鳴、聽力減退。

☐ 眼睛經常有血絲，黑眼圈越來越深，常覺得眼睛癢、不舒服。

☐ 容易掉髮、斷髮。

☐ 臉上容易長青春痘、出油或脫皮。

☐ 喉嚨常覺得乾癢或有異物感。

☐ 時常感冒、打噴嚏、咳嗽。

☐ 胸悶，呼吸量不大，常感覺呼吸不到空氣。

☐ 胸痛，心跳不規律。

☐ 腹部悶脹、打嗝、噯氣。

☐ 經常便祕或腹瀉，甚至是便祕、腹瀉兩種狀況交替發生。

☐ 晚上不容易入睡或入睡後多夢、睡眠品質差。

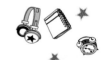

□ 情緒抑鬱，經常感覺悶悶不樂，發呆不想說話。

□ 容易發脾氣而且火氣大。

□ 容易感到焦慮、害怕、緊張。

□ 不想面對同事、朋友、親人，有自閉傾向。

□ 害怕走進辦公室，工作興致、效率都顯得低落。

□ 經常感覺心有餘而力不足。

□ 注意力、專注力、記憶力明顯衰退。

□ 肢體僵硬、活動困難，四肢痠、麻、痛。

□ 每天都覺得肩頸僵硬、腰痠背痛。

□ 體重過輕或過重。

Result

若是前述現象有達到5項以上的讀者，應該要好好靜下來檢視一下自己目前的生活。如果超過10項以上，建議你尋求專業醫師協助。

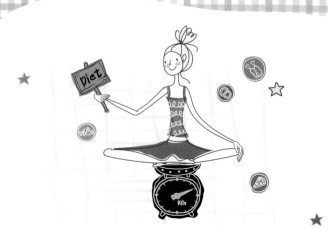

親愛的上班族，你健康嗎？

對於目前的生活完全提不起勁，每天都懶散地無法起床，你確定自己真的健康嗎？

由於社會進步，物質文化水準提升，現代人已經不愁三餐溫飽，如何活得健康反而成為人們最關注的話題。然而，越是進步的社會，隨著文明衍生的衝擊就越多，例如生活模式的改變、工作與社群壓力的增加、環境惡化，這些伴隨而來的衝擊和逐漸形成的新文化、新習慣，當然也潛藏著健康危機，所以人們總是將一些因為現代化而導致的疾病稱為「文明病」。

健康是一個很難定義的名詞、狀態，因為裡面含有太多的主觀意識。若是從西醫科學儀器的檢查數據來判斷健康與否，很多人可能都屬於健康族群，但是在這些檢查正常的人群

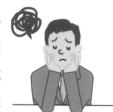

中，其實有很多人都感覺自己全身有許多說不出來的難受之處，比方特別容易累，老是睡不飽，經常感冒、過敏，身體總是痠痛無力，對工作、生活提不起勁，動不動就亂發脾氣，成天抱怨。但也有很多人自我感覺良好，結果在公司的例行健檢時卻發現檢查報告諸多異常。

健康到底是什麼？

西醫觀點

世界衛生組織（WHO）於1948年為「健康」下了一個定義：生理上、心理上和社會上總體的完好狀態（Bio-psycho-social well being），而不僅僅是沒有生病或者衰弱。也就是說，健康已不再是狹隘地認為沒病就是健康，而必須包含身體、心理的狀態，很多理論甚至覺得應該綜括靈性的健康，才屬於全面性的健康。除此之外，良好的社會適應能力與健康的道德觀也是判斷一個人健康與否的重要指標。

隨著時代變遷，健康的定義仍然被大眾奉行，只是多了更符合時代趨勢的註解。世界衛生組織提出了10項衡量健康的標準：

◆精力充沛，能夠從容不迫地應付日常生活和工作。

◆處事樂觀，態度積極，樂於承擔責任而不挑剔。

◆善於休息，睡眠狀態良好。

◆適應環境與應變能力強。

◆對於一般感冒和傳染病具有抵抗力。

◆體重適當，體態勻稱。

◆眼睛明亮、無發炎，且反應敏捷。

◆牙齒清潔、無缺損、無疼痛，牙齦顏色
正常、無出血。

◆頭髮有光澤，無頭皮屑。

◆骨骼健康，肌肉、皮膚有彈性，走路輕鬆、有活力。

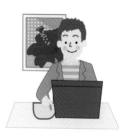

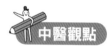
中醫觀點

中醫對於健康的定義，非常簡單，只有四個字「陰陽平衡」，但是這裡面的學問又極為廣泛，因為陰陽包含了宇宙萬物的活動規律，運用在人體，則涵蓋了臟腑、氣血、經絡等。中醫稱健康的人為「平人」，意思是指這個人的陰陽平衡、氣血調和、形神俱全，也就是「致中和」，一切都必須維持在中庸、和諧的狀態下，而中醫的健康觀念將更貼近所謂「全人」的概念。

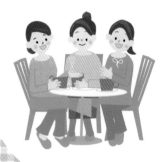

其實，人們對於健康還是抱持模糊的概念，因為前述的觀點終究只是定義，屬於概括性規範，很難予以量化，何況每個人對於自己身心狀態的理解與解讀都不一樣。不過，可以確定的是，

單從是否生病，不能判斷自身健康與否。以下，筆者列出生理、心理、社會適應等不同方面的健康指標。

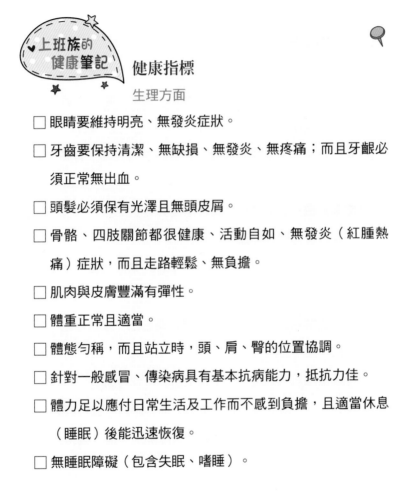

上班族的健康筆記

健康指標

生理方面

☐ 眼睛要維持明亮、無發炎症狀。

☐ 牙齒要保持清潔、無缺損、無發炎、無疼痛；而且牙齦必須正常無出血。

☐ 頭髮必須保有光澤且無頭皮屑。

☐ 骨骼、四肢關節都很健康、活動自如、無發炎（紅腫熱痛）症狀，而且走路輕鬆、無負擔。

☐ 肌肉與皮膚豐滿有彈性。

☐ 體重正常且適當。

☐ 體態勻稱，而且站立時，頭、肩、臀的位置協調。

☐ 針對一般感冒、傳染病具有基本抗病能力，抵抗力佳。

☐ 體力足以應付日常生活及工作而不感到負擔，且適當休息（睡眠）後能迅速恢復。

☐ 無睡眠障礙（包含失眠、嗜睡）。

心理方面

☐ 面對現實，而且生活目標切合實際狀況。

☐ 具有獨立完整的人格，在不違背社會道德及團體利益下能夠充分發揮個性，而非盲從或隨波逐流。

☐ 情緒控制得當，不論快樂、悲傷、憂愁，能充分表達與適度發洩情緒。

☐ 對於日常生活及例行事務保持興趣並能完成，有應付正常壓力之抗壓性。

☐ 處事樂觀、態度積極，勇於承擔與接受挑戰。

☐ 具有創造力與幽默感。

☐ 具備充分的安全感、幸福感，不會時常感到莫名危險而覺得自身遭受威脅。

☐ 完全了解自己，並且能夠客觀評價自己、接納自己、欣賞自己，而不厭惡自己。

☐ 持續接觸現實環境，而不是空想與自我封閉。

☐ 具有從過去經驗中學習的能力，而非固執、我行我素。

☐ 可以獨處也與他人保持良好的人際關係，而非獨來獨往。

社會適應方面

☐ 不僅能與少數人建立深厚情誼，還能與他人合作，並且樂
　於助人。

☐ 能夠包容與接納他人。

☐ 應變能力強，且能適應外界環境變化。

☐ 行為符合道德標準，同時接受社會規範。

☐ 重視社會道德倫理與秩序，並能遵守。

亞健康狀態

　　近年來，許多學者專家提出「亞健康」的概念，認為目前的社
會狀態，造就越來越多人的身體、心理都出現不適，而且處在一種
似健康非健康、似病非病的狀態，因而出現第三狀態、病前狀態、
亞臨床等各種名詞，近來較為廣泛使用的就是「亞健康」狀態。

　　「亞健康」打破了過去醫學界「非健康即病」的二分法，多了
一段模糊地帶，也就是說，從健康到生病之前會有一段潛藏的時
期，在這時期，你也許已經出現許多致
病前兆，但如果及時調整改善，極有可
能逆轉，使得疾病不至於發作。

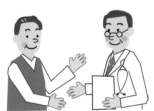

　　根據世界衛生組織調查，符合真正

健康定義的人大約只有5%，而確診病患也只有20%左右，這表示大多數人都在這之間的灰色地帶，差別在於你是偏向疾病端多一點，還是比較靠近健康端。

健康端5%	亞健康狀態75%	疾病端20%

「亞健康」這名詞出現後，解釋了很多在科學儀器檢查不出問題的現象，但卻又感覺全身上下都不舒服，其實這些人都處在「亞健康」狀態之下。

以中醫觀點來看待亞健康狀態，其實非常容易理解，因為中醫對於健康的定義與要求更為嚴格。此外，中醫所追求的健康，必須符合「陰陽平衡」的條件，一旦人體的陰陽失衡即為有病，而絕大多數的人都處於失衡狀態。從這樣的角度看來，沒有一個人是健康的，因為陰陽永遠都在變動，所以人們應該要求的是陰與陽的動態平衡，而非絕對靜止的平衡，這就是「致中和」的精髓，讓一切都在變動中回到中庸、平衡、和諧狀態。

為什麼人會生病？

人為什麼會生病，可能是受到病毒、細菌感染，或者是因為抵抗力變弱，甚至是先天體質不良。不管是西醫的感染、免疫理論，

還是中醫的三因理論（內因、外因、不內外因），都與人們的生活環境與習慣密不可分，筆者認爲：「健康與疾病的決定因素都是相同的。」

　　舉例來說，同樣是吃三餐，如果定時定量、均衡飲食，就能讓身體維持健康或是往健康端發展；反之，若是三餐不定時、暴飲暴食，身體狀況就會從健康端急速向疾病端發展，所以找到自己生活中的健康缺口，再去修正彌補，就能逆轉身心健康狀態。

現代人的文明致病因素

自然環境變化

　　社會文明化所導致的衝擊很大，像是空氣汙染、化學汙染、環境荷爾蒙、氣候異常（酷暑、暖冬），這些都存在於人類身處的環境裡。人們所吸入、攝入、飲入的一切都從環境而來，若以中醫觀點來看，人與大自然是相應的，自然界的任何變化，都會擾亂世界的自然周期，當規律遭到破壞，第一個影響的就是內分泌系統，由於荷爾蒙主宰人類的所有生理活動，一旦荷爾蒙分泌紊亂，就會影響神經、血液循環、呼吸、消化系統，最終導致細胞病變、癌化。舉例來說，常見與環境有關的健康隱憂爲過敏、氣喘、月經紊亂、痛經、子宮肌瘤、不孕、早衰、肥胖等。

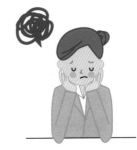

錯誤飲食習慣

現代人的生活忙碌，三餐不定時、不定量，高油、高脂、高鹽、高糖的飲食結構，甚少攝取高纖維、高營養素食物，飲食內容單一且缺乏變化，再加上進食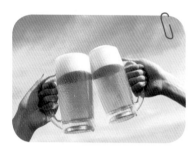速度過快，導致消化系統機能損傷，種種因素之下，造成營養素難以吸收，衍生出另一種營養不良的形式。

中醫觀點則認為，錯誤飲食將促使體質產生偏頗，例如嗜吃冰品、冰飲的人，容易導致虛寒體質；酷愛辛辣刺激食物的人，體質容易偏向燥熱；愛喝酒、抽菸的人，則容易變成濕熱體質。此外，若是飲食習慣不佳者，較容易出現高血脂、高膽固醇、高血糖、高血壓、中風、心肌梗塞、腦梗塞、痛風、膽結石、腎結石、肥胖等症狀。

缺乏規律運動

一般人的生活型態偏向靜態，通常都是久坐少動。所謂「流水不腐」，缺乏運動的身體，全身的經絡、氣血循環停滯不動，血液與內分泌、淋巴（免疫）系統都會受到連累，導致身體氣血停滯。中醫認為：「滯即不通，不通則痛，滯則瘀阻，瘀則病變。」這就是身體痠痛、病變及癌化的原因。較少活動身體的人通常會出現關

節僵硬、腰痠背痛、肩頸僵硬、胸悶、失眠、頭痛、腹脹、便祕、代謝症候群、肥胖等現象。

生活壓力過大

生活節奏快、工作競爭、人際交往複雜、工時過長等，這些都是典型高壓社會型態的特點，如果沒有學會釋放壓力，將會如同沒有卸壓閥的高壓鍋，很容易因為壓力過大而爆炸。而爆炸威力將與壓力大小成正比，你平常承受的壓力有多大，最終的反彈威力就有多大，這反彈力不僅會表現在生理方面，對於心靈方面的衝擊也不容小覷。

一般人或多或少都有「心身性疾病」，不過，很多人會忽略心理層面的影響，直接當作疾病治療，所以療效不佳。如果你有長期的頭痛、頭暈、失眠、胃痛、消化不良、月經周期紊亂、痛經等問題，不妨檢視自身是否有長期的壓力源、情緒問題，當這些精神情緒的問題處理完畢，生理的不適或許會不藥而癒。

與情緒有關的健康隱憂為，憂鬱症、躁鬱症、精神官能症、頭痛、偏頭痛、胸悶、腹脹、胃痛、口瘡、肥胖、月經不調、痛經、經前症候群等。

生活作息紊亂

每個人的生命活動都有自己的生理周期與規律性，也就是所謂的「生理時鐘」。這些都與內分泌、神經系統有關，如果作息紊

亂，例如經常熬夜、晚睡，不規律的作息使得荷爾蒙分泌規律性受到破壞，久而久之，就會影響生理代謝機制的運作，導致慢性疾病，最後引起失眠、慢性疲勞症候群、高血壓、心血管疾病、肥胖等病症。

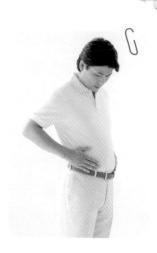

生活習慣與體質的關係

有些人到了季節變化的時間點就噴嚏、鼻水不斷，而聯想到自身為過敏體質。有些人一喝四物湯，就會出現口乾舌燥、嘴破、便祕的症狀，很多人可能會說，這是因為體質太燥。

體質是多數人耳熟能詳的名詞，但體質到底是什麼？對於人們的健康又有何影響呢？

體質是你的個人標章

每個人都有些獨樹一格的個人特色，高矮胖瘦、頭髮顏色、膚色、眼睛大小、個性、體力、耐力、健康狀態等等，都可歸類為體質的表徵。

體質有兩大組成要素，一是先天稟賦，即父母給予的基因遺傳條件；一是後天環境所導致的影響，如年齡、飲食、生活習慣、工作型態、情緒等各種因素，都可能改變體質的偏向與發展。先天體

質雖然具有相當程度的穩定性，但還是會因為後天外在環境改變而產生變動，並非一出生是陽虛體質，一輩子都是陽虛體質，可能因為後天環境、生活習慣的影響，最後變成陰虛體質。由此可知，後天因素才是影響健康最重要的關鍵。

體質通常不會只有單一表徵，可能會有一至二個兼證，像陽虛體質的人多半會兼夾氣虛證，肥胖者大多屬於這種類型。這也意味著，只要人體經過適當調理，就有機會改善體質的偏頗。

體質關係著生命的品質，端看你如何將危機轉化成轉機，讓生命的「質」「量」兼優。

體質為正常的身體健康表現，每個人都會偏向某些特質，但如果這類偏向已經產生健康問題甚至出現疾病，那就稱為病態屬性。體質會造成人們對於某些疾病的「易感性」，也就是說，如果你的家族基因帶有某種疾病的共通性，代表你特別容易罹患某類疾病，假如你的後天生活習慣不良，因而誘發致病的危險因子，那你發病的機率就會比一般人高。

舉例來說，你的家族具有糖尿病的遺傳基因，表示你有糖尿病的易感性，若是完全不節制平時的飲食，還經常食用甜食、飲料、蛋糕點心類食物，就容易誘發糖尿病。

◎ 體質分成哪幾類？

你屬於哪一種體質？不妨做做下列簡單的測驗。體質並非只有

單一種，可能兼有二、三種。體質也不是一成不變，所以要經常檢視自身體質是否出現變化。

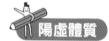

陽虛體質

請讀者根據自己最近6個月的實際生理狀況勾選。若符合下列大部分的選項，則為近期的主要體質表現。

☐ 體型虛胖，肌肉鬆軟不結實。

☐ 個性內向，喜靜少動，偶爾會感到消沉悲觀。

☐ 面色蒼白或萎黃暗沉。

☐ 膚色晦暗無光澤，易生黃褐斑

☐ 怕冷（尤其是腰、背部），手腳冰冷，
　　喜歡熱食、熱飲。

☐ 目光無神，精神不振，喜歡睡覺。

☐ 大便稀薄。

☐ 小便清長。

☐ 稍微活動便容易流汗（冷汗）。

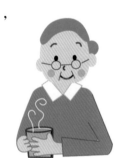

體型特徵

體型虛胖，肌肉鬆軟不結實，臉色蒼白、無光澤。

性格特徵

內向內斂，喜靜少動，不喜歡與人爭辯，易出現悲觀消沉。

一般表徵

臉色蒼白或萎黃暗沉，有黑眼圈，易長青春痘、黃褐斑；膚色鬆弛、晦暗；頭髮稀疏無光澤、易脫落；怕冷（冬天經常手冷過肘、足冷過膝，背部、腹部特別怕冷），喜歡熱食、熱飲；目光無神，精神不振，疲倦，嗜睡但易驚醒失眠；大便稀薄；小便多且色淡，易夜尿、頻尿；性慾減退；女性容易痛經、月經延遲、經血量少，白帶色淡清稀透明（尤其是受寒及疲倦時刻）；嘴唇色暗或色淡，舌質淡、胖嫩，舌邊有齒痕，舌苔濕潤。

為何容易出現陽虛體質？

大病、久病損傷陽氣；縱慾過度，或醉後行房；時常服用藥物，如抗生素、類固醇、利尿劑或清熱解毒等屬於寒性藥物；錯誤的飲食習慣，如長期過度偏食、節食，導致營養失衡，過食生冷食物、冰品（飲），飲酒過量；經常待在濕冷的環境工作（如冷凍倉庫、魚市場、洗碗工等）；作息紊亂，日夜顛倒或長時間熬夜；中年後過度勞累；年老陽氣虛衰。

陽虛體質的人多半兼有氣虛、瘀血或痰濕體質，到了中老年容易發胖、水腫、腹瀉、腰痠背痛、骨質疏鬆、關節炎、風濕病，男性易早洩、陽萎。

陽虛者能耐夏卻不耐冬，易感受風、寒、濕邪，且受邪後易轉為寒證。

氣虛體質

請讀者根據自己最近6個月實際生理狀況勾選。若符合下列大部分的選項，則為近期的主要體質表現。

☐ 體型虛胖，肌肉鬆軟不結實。

☐ 個性溫和內向，喜靜少動，懶言少言，膽小。

☐ 面色萎黃或蒼白無光澤。

☐ 膚色黯淡。

☐ 頭髮無光澤。

☐ 目光無神、精神不振，容易疲倦，四肢乏力，聲音低微（氣弱）。

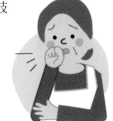

☐ 四肢末梢冰冷，稍微活動便出虛汗。

☐ 大便正常。

☐ 小便量多。

☐ 容易感冒。

體型特徵

體型不勻稱，虛胖，肌肉不健壯，身體虛弱。

性格特徵

內向（傾向自閉），情緒不穩定，不愛說話，喜靜少動，膽小易受驚嚇，不喜歡與人爭辯。

一般表徵

臉色萎黃或蒼白；膚色黯淡；頭髮無光澤；目光無神，精神不振，倦怠；四肢乏力，末梢冰冷；肌肉鬆軟不結實，臀部、胸部、乳房下垂，腹部鬆軟；聲音低微，氣弱，懶言；經常頭暈，血壓偏低（尤其是蹲下站起的姿勢改變時）；食慾欠佳，食量小或是消化不良，經常覺得腹脹；稍微活動就會出虛汗；女性月經色淡、量少，質地清稀，經期長；大便困難、量少；小便量多；嘴唇色淡，舌質淡白、胖嫩，舌邊有齒痕。

為何容易出現氣虛體質？

久病、大病或手術之後，元氣大傷；長期服用抗生素、消炎止痛、類固醇或清熱解毒類的寒涼藥性藥物；長時間節食、偏食或厭食造成營養失衡，傷及脾胃；過度用腦，勞傷心脾；時常勞動體力，耗傷元氣；情緒太過抑鬱；年老體衰氣弱。

氣虛體質與陽虛體質非常接近，但陽虛者以畏寒怕冷為主，氣虛者主要反應在臟腑功能低下，尤其須特別注意肺臟、脾臟，即呼吸與消化系統。

和陽虛者一樣，氣虛的人也容易發胖，只是氣虛的人多半屬於痰濕兼夾，這與脾氣虛影響消化功能有關，因此這類體質的人，通常也是高血壓、高血脂或新陳代謝症候群的高危險群。此外，氣虛體質者到中高年齡容易出現「中氣下陷」的現象，易產生眼瞼下

垂、胃下垂、子宮下垂、脫肛等症狀。

氣虛者比較不能忍受風、寒、暑、濕邪，抵抗力弱，容易感冒，一旦生病則病程較長。

陰虛體質

請讀者根據自己最近6個月的實際生理狀況勾選。若符合下列大部分的選項，則為近期的主要體質表現。

☐ 體型瘦小或瘦長，肌肉緊繃。

☐ 個性活潑外向，暴躁易怒，情緒波動大。

☐ 面部兩顴處泛紅，烘熱感。

☐ 皮膚乾燥，易長皺紋。

☐ 毛髮乾枯、無光澤，易掉髮。

☐ 頭暈，耳鳴，眼睛乾澀，視力模糊。

☐ 睡眠欠佳，失眠、多夢、易醒，入睡後易出汗。

☐ 怕熱，手心腳心易發熱，容易口渴，喜冷飲，易長口瘡，口臭。

☐ 大便乾燥，習慣性便祕。

☐ 小便短黃。

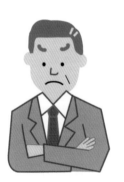

體型特徵

體型瘦小或瘦長，肌肉緊繃。

性格特徵

暴躁易怒，情緒波動大，好爭辯，外向好動。

一般表徵

臉色潮紅烘熱感（尤其兩側顴骨處）；皮膚乾燥，易長皺紋；手心腳心易發熱；頭髮乾燥，易掉髮；容易口燥、咽乾、口渴（喜冷飲）、口臭，易生口瘡；喉嚨、鼻腔黏膜；眼睛乾澀，易有血絲，視力模糊；頭暈，耳鳴；睡眠欠佳，入睡後易出汗；大便乾燥，易便祕；小便短黃；嘴唇乾紅；舌質紅微乾，舌苔少。

為何容易出現陰虛體質？

縱慾過度，耗傷陰精；積勞過度；罹患出血性疾病或熱性疾病；情緒抑鬱不舒；長期服藥（尤其是高血壓、心臟病患者服用利尿劑者）；飲食偏嗜，如喜歡吃辛辣燥熱、油炸燒烤的食物。

陰虛體質指的是「陰液」不足，簡單地說就是體內津液（水分）不足，身體細胞組織缺乏滋潤，而且容易表現出乾燥乾枯的症狀，若體內水分不足則會上火，容易產生內熱（虛熱）現象。尤其女性因為有月經、生產、懷孕、哺乳等生理階段，容易耗傷血，血屬陰，更容易轉化成陰虛體質。

陰虛體質的人也是高血壓、糖尿病、高血脂的高危險群，因為體內津液過度消耗，導致血液變得黏稠，自然會衍生出一連串的慢性疾病。陰虛者通常情緒比較抑鬱，如果血液循環不佳，產生瘀

阻，便容易演變成腫瘤，須特別留意。陰虛的人比較耐寒但不耐熱，易受暑、熱、燥邪侵擾。

血虛體質

請讀者根據自己最近6個月的實際生理狀況勾選。若符合下列大部分的選項，則為近期的主要體質表現。

☐ 體型有胖有瘦。

☐ 個性內向安靜，恍惚，健忘。

☐ 面色蒼白或萎黃無光澤。

☐ 皮膚乾燥，且易出現黑眼圈。

☐ 頭髮脆弱易斷，容易掉髮。

☐ 嘴脣、指甲色淡，指甲脆弱易斷。

☐ 眼睛乾澀，視力模糊，頭暈（尤其姿勢改變時）。

☐ 睡眠品質欠佳，失眠多夢，易醒。

☐ 四肢麻木，關節活動不利。

☐ 大便乾澀，腹部脹痛。

☐ 女性月經量少、色淡。

體型特徵

血虛體質的人，體型有胖有瘦的，沒有固定。

性格特徵

內向，喜靜懶言，怯懦，精神恍惚不安。

一般表徵

臉色蒼白或萎黃，無光澤，易出現黑眼圈；皮膚乾燥；頭髮脆弱易斷，易掉髮；眼睛乾澀，視力模糊；指甲色淡，指甲軟或脆而易斷；頭暈（蹲下站起來特別明顯）；四肢麻木；精神不振，恍惚，健忘；睡眠品質欠佳，失眠、多夢、易醒；女性月經色淡，量少；嘴唇色淡，舌淡白。

為何容易出現血虛體質？

久病不癒；長期飲食失衡，節食、偏食或厭食造成營養攝取不足；脾胃功能受損，無法消化吸收營養物質；女性月經經量過多或經期過長；產後耗血；罹患出血性疾病。

「血虛」是指因血液不足或血的濡養功能減弱，使得全身細胞組織失於滋養，通常會從局部演變成全身性功能衰退。中醫認為，血有承載氣的功能，故血虛不能養氣，可能會導致氣虛體質，血液又屬於陰液之一，因此血虛也可能會演變成陰虛體質。

瘀血體質

請讀者根據自己最近6個月的實際生理狀況勾選。若符合下列大部分的選項，為近期的主要體質表現。

☐ 體型偏瘦，肌肉鬆軟。

☐ 個性抑鬱，脾氣暴躁，容易生氣。

☐ 面色晦暗無光澤。

☐ 皮膚黯淡，容易色素沉著，長斑（黃褐斑），長青春痘，
出現黑眼圈。

☐ 皮膚偏乾、易脫屑、搔癢。

☐ 易掉髮。

☐ 嘴唇色暗或發紫。

☐ 體表易出現皮下瘀血（紫斑），局部刺痛
感、疼痛位置固定、晚上症狀加劇。

☐ 舌質暗，有瘀斑或瘀點。

☐ 女性月經色暗紫、夾帶血塊。

體型特徵

體型偏瘦，肌肉略顯鬆軟不結實。

性格特徵

抑鬱，脾氣暴躁，容易生氣。

一般表徵

臉色晦暗無光澤，容易長斑、青春痘、出現黑眼圈；皮膚黯
淡，易色素沉著或出現紫瘀斑（皮下出血），偏乾，易脫屑或搔
癢；易掉髮；眼睛混濁，易有血絲；健忘，注意力不集中；嘴唇色

暗或發紫，舌質暗，有瘀斑或瘀點；女性月經經血色暗，有時帶有血塊；身上容易出現瘀血，主要特徵為刺痛感，手按會使疼痛加劇，晚上的疼痛感明顯，且疼痛部位固定。

為何容易出現瘀血體質？

身體受到外因損傷，導致出血、瘀血；久病不癒，損傷陰液或陽氣；長期在濕冷環境生活或工作；經常食用過鹹或偏愛寒涼飲食；長時間缺乏運動，且活動量不足。

「瘀血」是指全身性血脈運行不順暢，血行過於緩慢易導致瘀阻，瘀血滯留不散可能會演變成腫瘤，且為心腦血管栓塞疾病的潛在族群。當血液循環受阻過久，會影響氣血運行的通暢，演變成氣鬱體質；還會因為耗傷陽氣過多，兼夾陽虛或氣虛體質。瘀血體質者通常比較不能耐寒，應注意保暖，以避免受寒。

氣鬱體質

請讀者根據自己最近6個月的實際生理狀況勾選。若符合下列大部分的選項，為近期的主要體質表現。

☐ 體型偏瘦。

☐ 個性內向，敏感多疑，憂鬱，容易焦慮、緊張不安，急躁易怒，情緒不穩。

☐ 面色蒼白。

☐ 皮膚易生黃褐斑、肝斑、青春痘、粉刺。

□ 四肢痠痛，脇肋疼痛，乳房脹悶痛。

□ 喉嚨異物感，痰多，胸悶。

□ 睡眠欠佳，失眠多夢，易醒。

□ 胃口欠佳，易打嗝。

□ 大便乾燥。

□ 小便正常。

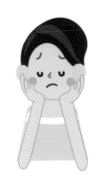

體型特徵

體型不一定，但多數偏瘦。

性格特徵

個性內向，抑鬱，敏感多疑，情感脆弱，情緒不穩，易怒。

一般表徵

臉色蒼白或萎黃，無光澤，易長黃褐斑、肝斑，女性在經前易長青春痘、粉刺；經常唉聲嘆氣，胸悶；乳房、兩脇部脹悶痛（部位不固定）；四肢痠痛；喉嚨異物感，痰多；食慾不佳，易打嗝、腹脹；睡眠狀況差；健忘；大便乾燥，小便正常；舌淡紅，舌苔薄白；女性容易出現經前症候群且症狀明顯，如乳房脹痛、小腹痛、情緒低落或暴躁易怒。

為何容易出現氣鬱體質？

受到嚴重精神刺激，如童年父母離異、親人離世等重大心靈創

傷；工作生活壓力過大；長期情緒失衡，抑鬱不舒，思慮過度；長期不吃早餐，影響肝臟膽汁疏泄功能；缺乏運動，身體的活動量不足；經常服用抗生素、利尿劑、減肥藥、類固醇類等藥物。

「氣」的主要作用可以做為推動的力量，故「氣」要順，血液等津液才能正常運行至身體各部位。若是「氣」阻滯在局部，血液、津液阻滯可能導致瘀血或痰濕體質，局部「氣」多則可能轉化成陽虛體質。

氣鬱體質的人通常情緒抑鬱，不易抒發，壓力累積久了，很容易演變成精神官能症、憂鬱症、失眠或壓力性的慢性疾病，如慢性胃炎、慢性腸炎、甲狀腺疾病、偏頭痛等。

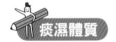

痰濕體質

請讀者根據自己最近6個月的實際生理狀況勾選。若符合下列大部分的選項，為近期的主要體質表現。

☐ 體型肥胖，腹部肥滿鬆軟（啤酒肚）。

☐ 個性溫和穩重，喜靜，耐性佳。

☐ 面色黃且暗，易長黃褐斑、青春痘，黑眼圈，眼泡浮腫。

☐ 皮膚泛油光，汗多黏膩。

☐ 頭、身體沉重不舒服，行動不靈活，精神不振，易疲倦，嗜睡。

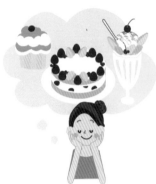

□ 胸悶，咳嗽，口中常有黏膩感
　　且痰多。

□ 喜吃油膩美食。

□ 大便黏膩，時而稀薄。

□ 小便短且混濁。

□ 女性分泌物多，色白。

體型特徵

體型肥胖，腹部肥滿鬆軟（啤酒肚）。

性格特徵

喜靜少動，反應慢，個性偏溫和、穩重，善於忍耐。

一般表徵

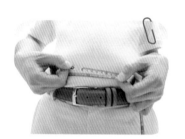

臉色黃且暗，泛油光發亮，易長
青春痘、黃褐斑；汗多黏膩；胸悶，
咳嗽，多痰；眼皮微腫；倦怠，精神
不振，身體沉重，行動不靈活；喜吃
油膩或甜食；女性月經延遲，經量少，白帶過多色白；大便黏滯，
解不乾淨，時而稀薄；小便短且混濁；口中有黏膩感，舌頭易有齒
痕，舌苔膩。

為何容易出現痰濕體質？

長期飲食失衡，愛吃高脂、高熱量或重口味食物；不吃早餐，

經常吃宵夜，吃飯狼吞虎嚥，暴飲暴食；服用過量保健食品或補品；缺乏運動，活動量不足；夏天貪涼，過食冰品及過度依賴冷氣空調。

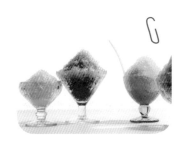

中醫所謂的「痰」有廣泛的定義，非單指咳出有形的痰，還包括身體代謝障礙所產生的一些較為清稀的痰，稱為「飲」，而痰濕體質所稱的痰即為前述無形的痰。痰濕體質最主要的表現為肥與膩，容易演變成高血壓、糖尿病、脂肪肝、高血脂症、代謝症候群、頸椎症候群等病症。對於濕度的耐受度低，因此梅雨季節會是痰濕體質者最難受的時刻。

痰濕體質最容易演變成陽虛、氣虛體質，這也是為什麼肥胖者不容易減重成功的原因，因為陽氣不足以推動體內機能進行新陳代謝作用，攝取的食物只能轉化成脂肪堆積在體內，如此惡性循環下，最後就成為心腦血管疾病及代謝性疾病的高危險群。

濕熱體質

請讀者根據自己最近6個月的實際生理狀況勾選。若是符合下列大部分的選項，則為近期的主要體質表現。

☐ 個性急躁，易生氣，做事爽快俐落。

☐ 面部泛油光，易長青春痘、粉刺。

☐ 皮膚偏黃、偏油性，汗多且黏，體味重。

☐ 口中帶有黏膩感，口苦、口臭。

☐ 眼周泛紅有血絲，眼屎多。

☐ 頭昏身重，倦怠，怕熱，喜飲水。

☐ 大便黏，解不乾淨或不易擦乾淨。

☐ 小便黃、短少。

☐ 男性陰囊潮濕有腥味，女性分泌物多且色黃。

☐ 體型偏肥胖，腹部肥滿鬆軟。

體型特徵

體型偏肥胖，腹部肥滿鬆軟，體重過重且體脂肪高。

性格特徵

做事爽快俐落，個性急躁，易怒。

一般表徵

面部泛油光，易長青春痘、粉刺，毛孔粗大；皮膚偏黃，膚色不均，有色斑；頭髮油膩，頭皮屑多；口乾、口苦，口臭，喜飲水；眼睛周圍紅，有血絲，眼屎多；汗多且黏，體味重；身體沉重，精神不振，嗜睡；大便黏且臭，解不乾淨或不易擦乾淨；小便短少，色黃，味道重；舌質偏紅，苔黃膩；男性陰囊潮濕有腥味，女性白帶較多（色黃量多）。

爲何容易出現濕熱體質？

久居濕熱地區；長期飲食失衡，過食高油、高熱量、重口味食物；服用過多的保健食品或補品；經常飲酒、抽菸過度；生活習慣不良且熬夜；情緒抑鬱不舒。

台灣處於亞熱帶，而且又是海島，夏季有梅雨又有颱風，這種既熱又濕的氣候，總讓人覺得沉悶，甚至出現黏膩的感覺，濕熱體質類似這種狀態。當濕熱淤積在體內，會妨礙氣與血的運行，因而轉變成氣鬱、瘀血體質，若是熱氣太旺盛，則可能燒灼津液而變成陰虛體質。

濕熱體質較難適應夏初的梅雨、夏末秋老虎的濕熱氣候，以及潮濕或高溫的環境，故容易演變成泌尿、生殖系統發炎及各種皮膚問題。

不良的生活習慣將造成體質轉化

現代人的身體不是經常過勞就是過於安逸，加上依賴空調，違背了四季寒熱溫涼的溫度變化，移動又以車子代步，日常生活離不開3C產品（電腦、手機、平板），容易產生頸椎症候群、筋膜炎、肌肉疼痛、心腦血管疾病、代謝症候群等慢性疾病。

熱量攝取過多 → 易造成痰濕體質

熱量失衡是造成肥胖的主因，失衡原因可能是飲食攝取過多或者消耗不足，最終造成熱量過多，以中醫觀點來解釋，多餘的熱量會變成痰飲水濕，導致痰濕體質。

喜歡吃大魚大肉、甜食、油膩的高熱量食物，可能加重痰濕、濕熱、陰虛體質，容易上火，且會出現口苦、咽喉腫痛、大便乾燥、便祕、小便黃等問題。

長期營養過剩還會造成氣虛體質，因為吃進去的食物，要能夠消化、吸收、輸送營養素到全身，而這些步驟都必須靠元氣來推動，如果長期過食，相對地，就會加重脾胃消化的負荷，除了造成痰濕體質，也會消耗元氣而變成氣虛體質，所以很多肥胖的人都有虛證，常常都是懶言、不想動，形成體重管理的惡性循環，而加重減重困難度。

營養不足 → 易造成陽虛、氣虛體質

這裡所指的營養不良並非飲食上的匱乏，而是過度節食或不正確斷食、偏食，造成營養素缺少，或是因為飲食習慣不良，進食時間不規律，或者吃的食物都是「空的食品」，只有熱量沒有營養素，這就是隱形飢餓症，這類的人大多會有陽虛、氣虛的體質表現。

不吃早餐→易造成痰濕或氣鬱體質

腸胃經過一晚的淨空，早上必須適量補充食物與熱量，以免損傷脾胃陽氣，消化食物需要膽汁的幫助，因此早上進食還能幫助膽汁疏泄，有助肝膽的疏泄功能運作正常。如果長期不吃早餐，膽汁無法排泄，肝疏泄不暢，易導致氣鬱，同時影響脾胃而造成痰濕體質，所以不吃早餐反而容易變胖。

常吃宵夜→易造成痰濕、氣虛或陽虛體質

如果不是輪班制或是上夜班的人，應該潛藏、收斂夜晚的陽氣，因為吃宵夜時，腸胃必須運作，等於是叫睡覺的人起床工作，這時候陽氣不足，為了要消化食物，又消耗身體更多的陽氣，還會因為食物無法充分消化吸收，造成熱量囤積，演變成痰濕體質。

進食速度過快→易造成氣虛或痰濕體質

進食過快會造成脾胃消化失衡，增加胃腸負擔，容易產生飯後腹脹、消化不良的問題，這類人容易肥胖、肢體無力、排便紊亂（便祕或大便稀爛），尤其到了中年以後，體質就會轉化成氣虛，且痰濕症狀明顯。

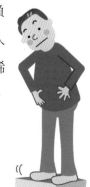

上班族的
健康筆記

影響體質的因素

哪些因素會影響體質變化：

1. 先天遺傳基因。

2. 後天因素：

◆ 長期過食寒涼食物（如生冷瓜果、冷飲等）易導致陽虛體質。

◆ 長期過食溫燥食物（如油炸、熱性食物）易導致陽虛或陰虛體質。

◆ 長期過食辛辣食物，易導致陰虛火旺。

◆ 長期過食甜膩食物，易導致痰濕、濕熱體質。

◆ 長期過度飲酒，易導致濕熱體質。

◆ 長期過勞，容易導致陽虛、陰虛、氣虛、血虛體質。

◆ 長期過於安逸，易導致氣鬱、瘀血、痰濕體質。

◆ 情志不暢，且長期抑鬱，將導致氣鬱體質，甚至轉化為血瘀或痰濕體質。

如何透過健康管理逆轉健康狀態？

很多人以為健康檢查就是健康管理，其實兩者不能完全劃上等號，但優質的健康管理一定得仰賴完整的健康檢查，才能落實成

效。透過好的健康管理，可以讓人由內而外年輕起來，並減少慢性病的發生。

　　好的健康管理應該從年輕的時候就開始，以便減緩許多未老先衰的現象，因此，若你渴望擁有快樂、幸福的人生，就該以健康管理為基礎，及早養成正確的健康觀念。

　　在準備健康管理的過程中需要專家的協助，以及給予建議。改善健康的方法需針對自己的健康指標、生活習慣下手，如體重過重就要減重、有抽菸習慣就要戒菸等生活習性。

　　由此可知，平衡健康必須要從這些影響變因開始，一次改變一個變因，才能夠知道是什麼因素影響了你的健康平衡。

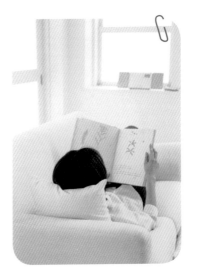

　　事實上，平衡健康生活的最終目的就是要讓身心靈獲得平衡，所以在執行健康生活的人一定要拒絕誘惑，像是香菸、酒、宵夜等容易導致身體不健康的因素，才能維持健康，預防文明病上身。

專屬於我的養生筆記

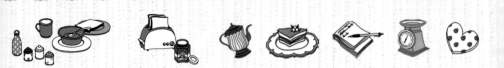

Part 2
我的按時養生行事曆

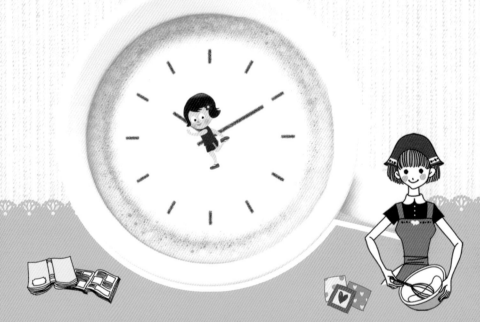

養生,其實就是休養生息,讓身體找回平衡,
而最基本、簡單的養生方式就從規律的作息開始。
本書特地融合上班族一天的作息時間,
從起床開始,到晚間睡眠結束,規劃了一連串的按時養生行事曆,
讓辛苦的上班族,在長時間的工作之下,
還能好好呵護自己的身體。

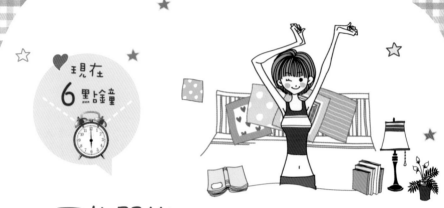

一天的開始

你每天早晨是睡到自然醒？還是你總在鬧鐘響的時候被嚇醒？甚至是鬧鐘根本叫不醒你？

每個人早上醒來的狀況都不太一樣，有人需要鬧鐘不斷重響，有人需要人工鬧鈴（母親或伴侶）的呼喚，也有人經常在鬧鐘響之前就自動起床。不知道你是否跟筆者一樣，在醒來之前就隱約聽到一些聲音，可能是蟲鳴鳥叫，也可能是車聲、人聲。有些人則會聞到一些味道，像是早餐或家人梳洗的牙膏味道。

這些來自外界的干擾（聲音、味道），在熟睡時是不容易聽到的，反而在你醒來之前開始越來越清晰，彷彿還有另一個鬧鐘提醒你該起床了。

此外，如果隔天要出遊，或者有重要會議、約會，必須準時出門，你那天可能會在鬧鐘響之前醒來，就像是大腦裡有一個鬧鐘督促你起床關掉鬧鐘。由此可知，人人都有屬於自己獨特的生理節

律，稱為「生理時鐘」。

　　生理時鐘位於腦部下視丘神經核，透過與松果體來刺激褪黑激素分泌，產生所謂警醒與睡眠狀態。生理時鐘同時也掌握著身體其他生理活動，包含內分泌系統、消化系統、體溫等，讓身體在對的時間做對的事，維持身體的自然律動與節奏。

　　一旦生理時鐘失去規律性，就會造成健康失衡，也許產生睡眠障礙，或是其他慢性疾病。

松果體與褪黑激素

　　松果體位於腦下垂體後方，在中腦前丘和丘腦之間。年輕時較為發達，年老時會逐漸退化，松果體細胞內含有豐富的5一羥色胺，在特殊酶的作用下會轉變為褪黑激素。而褪黑激素是一種會對醒睡模式與晝夜節律的調節產生影響的激素，讓人類能夠睡眠、覺醒、感知季節。晝夜周期中的光照與黑暗的周期性交替會使得褪黑激素的分泌量出現變化，光線強時，褪黑激素分泌減少，反之，在暗光下褪黑激素分泌增加，所以人到了晚上會開始想睡覺，就是褪黑激素的作用。松果體透過褪黑激素晝夜分泌周期的特性，調控人們的生理時鐘。

　　《黃帝內經》提到：「起居有常。」這是調整生理時鐘的最佳辦法，每天的生活作息必須規律，其中某些作息時間一定要特別嚴

守，一是起床與上床睡覺的時間，二是三餐用餐時間，此外就是運動時間。

生活作息的規律與否和內分泌系統息息相關，而內分泌系統的各種荷爾蒙分泌又與掌控身體健康的生理時鐘互相連結，所以規律的作息是健康平衡的基礎。

該睡的時候睡，該起床時不要賴床，假日則要避免過度補眠，臥室最好有來自室外的光源，白天必須接受自然日光照射，三餐定時用餐，以及每天保持固定的運動量等生活習慣，都是維持生理機能平衡與健康的必要條件。

有人認為遵從太陽的作息，也就是要「日出而作、日落而息」，這種依循日照的生活形態，不僅符合自然規律，還能達到「天人合一」的狀態。規律的作息與早晨固定時間的光照有助於穩定人們的內在生理時鐘，反之，不穩定的作息或缺乏光照時間則容易讓生理時鐘失調。

舉例來說，週末晚睡晚起的生活型態便會造成生理時鐘往後延遲的現象，到了週日晚上就不容易入睡，導致週一無法準時起床。此外，如果晚上接觸過多的光照，例如開燈睡覺、睡前打電腦或電玩、看電視等，也會抑制

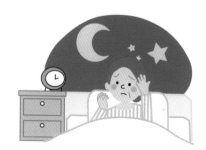

體內褪黑激素的分泌量，而影響睡眠品質。

幾點起床最好？

根據中醫養生講求順應四時、天人合一的觀念，由於地球運轉，受到太陽照射的影響，自然界一直處在陰陽消長的變化，而出現晝夜交替；人必須與大自然相應，故人體陰陽之氣也會隨著晝夜變化而改變，覺醒──睡眠就是人體「寤」與「寐」的陰陽交替。

寤屬陽，為陽氣所主，陽氣生，所以人會清醒，日照、光線都可以調節人們的生理時鐘，所以冬天、陰天時，人們的起床時間會略為調整，這些改變都是源自於人體自然驅力。中醫養生講求順應，要順應大自然的規律，所以有「因時而異」的說法，四季氣候有寒熱溫涼的變化，對於人體生理、病理均會產生影響，必須根據不同季節來調節飲食起居，積極適應天時氣候與自然環境變化，藉以順應內外環境平衡，這樣才能維持身體健康。

古人認為日常作息應按照四季季節之陰陽消長而有所調整，春夏二季則要夜臥早起，秋天則須早臥早起，此時早點入睡可以收斂陽氣，有助於冬天藏精養腎，冬天則需要早臥晚起，好好收藏精氣。

不過，以目前的社會型態、生活模式，很難做到前述的順四時起居，但有一個原則卻是不變的，那就是「規律」，睡覺與起床時間一定要規律，每天至少要睡足6～7小時，晚上不要超過11點還沒

上床睡覺，若能掌握這二項原則，那麼生理時鐘就會形成規律的作息時間，而身體各系統的運作也不會產生紊亂。

有些人會說，自己就是夜貓子，沒辦法在晚間11點上床睡覺，現在的確有很多這樣的族群，可能因為先天生理時鐘的設定就是屬於貓頭鷹一族，越到夜晚越有精神，有些人是因為工作關係變成貓頭鷹族群，比方說輪班制的工作。生理時鐘雖然有共通性，但還是存有個別差異，因此沒有必要硬把貓頭鷹族群變成早起的雲雀族群。畢竟，作息調整還是要依照個人的適應性與差異性來微調，筆者經常跟貓頭鷹族群的朋友說，與其勉強自己早晨恍惚地去上班，不僅精神不濟，工作表現也不理想，還會造成健康問題，倒不如去找一份適合自己生活作息的工作。

雖然貓頭鷹族群的上床睡覺時間，會比雲雀族群往後延，但是白天也要在固定的時間起床，睡足6～7小時即可。晚睡的人必須特別注重睡眠環境，因為光線、日照會減緩褪黑激素作用，影響睡眠周期，所以要布置合宜的環境，適度遮蔽光線，並且隔絕聲音，以免干擾睡眠品質。

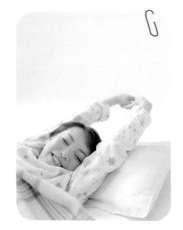

如何調整亂掉的生理時鐘？

經常有人詢問筆者，經過長假（春節、連假、特休）或是出國（出差）之後，作息特別難調整，該怎麼辦？由於放假、出國的作息不同於平日，不管是心情或是生理的放鬆，都很難自我控制，當人們除去這些外在約束時，生理時鐘會有越來越往後延遲的傾向，這是因為生理時鐘並非整整24小時，而是每天都會延後11分鐘，所以晚睡通常比提早上床容易些。因此，如果上床睡覺的時間不固定，生理時鐘也容易發生延遲現象，久而久之就會出現晚上睡不著，早上爬不起來的情形。所以人們必須經常校正體內的生理時鐘，才能讓生活作息與外在世界的時間同步。

要校正生理時鐘最好的方式就是「光線」，拜科技所賜，目前幾乎沒有日夜的明顯差異，不過體內的生理時鐘還是會認自然光線，因此要調整這個時鐘，最好的辦法就是規律接受光照，讓早上的自然光線喚醒你的生理時鐘。

週末假期最好維持平常的正常作息，別晚睡更不要賴床，萬一連續長假打亂了作息，收假前幾天就要開始調時間，每天規定自己提早15分鐘上床，同時也提早15分鐘起床，如此一來，就能將錯亂的時間調整回來。

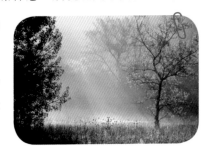

睡眠品質量表

　　如果想要判斷睡眠的質與量是否足夠，從以下幾個簡單選項就能夠判斷。

☐ 早上不用依賴鬧鐘就能輕鬆起床，且不會賴床。

☐ 白天的學習、工作等活動都有精神與體力應付。

☐ 可以發揮專注力、記憶力、創造力。

☐ 處理任何事務都有足夠耐性，而且自身的抗壓性高、情緒穩定。

早晨醒來別急著下床

　　通常你早晨睜開眼睛後的第一件事情是做什麼？不管你是被鬧鐘嚇醒還是自然清醒，當你醒來之後就別再賴床，但是睜開眼睛之後也別急著跳下床。

　　經過一晚的睡眠休息，全身肌肉、關節都處在放鬆的狀態，要讓它們進入戰備狀態，需要一點時間，讓身體慢慢甦醒。

　　下床之前，在床上進行大伸展，做起床的暖身儀式，同時也讓大腦、心臟、呼吸逐步甦醒。睡覺時，身體的血液循環、新陳代謝及各種生理機能都會減緩，而睡眠姿勢，也會促使心臟的供血減少，血液循環變慢，此時如果馬上起身，很容易造成姿位性低血壓，導致頭暈或是缺氧，進而增加心臟負荷，若是本身又有潛在性

高血壓危險因子，很容易發生意外。

　　相信你也有過正在熟睡或是作夢時被突然巨響或鬧鐘嚇醒的經驗，此時通常會感覺心臟像是要蹦出來似的，心跳加速，呼吸急促，所以需要讓自己稍微喘口氣，緩和一下，就像車子上路前要先讓引擎發動一樣，身心要開始運作的一天之前，也需要來個暖身儀式。

　　近年來，不論是西醫還是中醫，對於「時間醫學」的相關研究非常多，這些研究都顯示，許多疾病在特定時間、季節的發病率、死亡率特別高，一般認為，某些疾病的發病特性與人體生理變化有關，尤其是心腦血管疾病，像是中風（腦出血或腦血栓）、心肌梗塞，以及呼吸系統疾病（過敏、氣喘、慢性阻塞性肺病等）通常都會在清晨發病，這與清晨氣溫溫差變化大有關，也與人體體溫、血壓、血液循環、內分泌系統的荷爾蒙有關。

　　人體的體溫在清晨2～6點最低，血壓則是在凌晨2～3點最低，此時段也是各器官功能降低，迷走神經活躍的時候，故許多慢性疾病容易發生病情變化，此時也是死亡率較高的時候。由此可知，若你夜裡經常需要上廁所、喝水，以及早上起床時，都必須要稍微放慢速度，在床邊稍坐一下再起身，同時

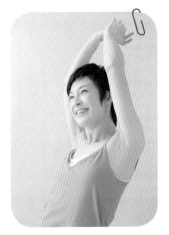

也要注意保暖，避免光腳在地板上行走。

　　早晨體溫是全天最低的時候，肌肉、關節靈活度低，因此醒來前先在床上做肢體的伸展，緩慢加速全身的血液循環，也可以讓肌肉關節恢復靈活度，並且避免肌肉、韌帶等軟組織受傷。同時還可做腹式呼吸，讓腹腔器官開始活絡，配合雙手做乾洗臉的動作，搓揉鼻翼（迎香穴）與雙耳，不僅能預防呼吸道過敏問題（如過敏性鼻炎、氣喘等），還能強健身體機能。

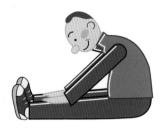

隨時隨地 Q&A

　　Q 睡眠不是能讓身體恢復精神嗎？為什麼有時候早上起床反而感覺全身僵硬，尤其是頸部、腰部特別痠痛，比白天更不舒服？

　　A 筆者在這裡要提出一個名詞──「晨僵（morning stiffness）」，這是類風濕性關節炎（RA）患者最主要的典型症狀，這類患者早晨起床時關節疼痛最嚴重，會感覺手腳關節如石頭般僵硬，有些人連從上下床都有困難，也無法刷牙、梳洗，嚴重者甚至無法自理生活，通常在活動之後會慢慢緩解。

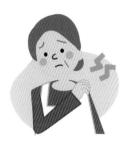

發生晨僵現象，主要是因為晚上睡覺時，血液循環變慢，沉積在關節的發炎物質堆積過多，因此早上起床時感覺筋骨較為僵硬，活動後血液循環加速，致炎物質被帶走，關節自然覺得輕鬆許多。

並非每一個起床覺得全身痠痛的人都是類風濕性關節炎，這是一種慢性的全身免疫系統疾病，必須配合放射線、抽血（類風濕因子和發炎指數）等檢查，才能確診是否為類風濕性關節炎。有些人因為工作過度勞累或是運動過度，引起全身肌肉痠痛或關節僵硬，也有些人因為睡覺時姿勢不正確，或是使用的寢具不適當，而導致身體肌肉過度拉扯、扭轉，引發肌肉疲勞，並且感覺僵硬痠痛，這些症狀都必須與類風濕性關節炎（或僵直性脊椎炎）加以區辨。

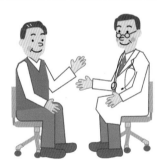

上班族
動一動

晨起儀式

早晨起床前做些運動伸展，別急著下床，先躺在床上活動筋骨，讓四肢關節經由活動而變得暖和，再緩緩地起身，有助於提振一整天的精神，促進好體力。

1 正躺，頭枕在床上。將雙手、雙腳分別向上、下盡量伸展。手指朝上伸直，腳趾朝下方伸展，維持5秒後放鬆，重複3次。

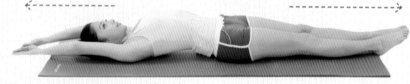

2 雙手枕在頭部後方，膝蓋彎曲，慢慢將頭抬起，維持5秒，重複3次。

3 雙手手掌托住右膝膝窩，將右腿向胸腹部拉抬，維持10秒後換側，重複3次。

3
次

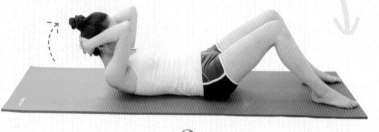

4. 雙手搓熱，用掌心輕貼臉頰。

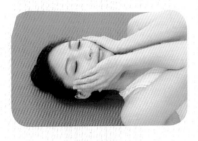

雙手搓熱

5. 雙手搓熱，用掌心輕貼雙眼。

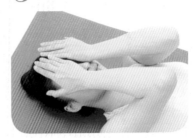

6. 以手指輕按上眼眶5秒，重複3次。

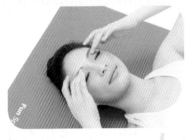

7. 以手指輕按下眼眶5秒，重複3次。

8. 以雙手拇指、食指搓揉雙耳直至耳朵感覺發熱。

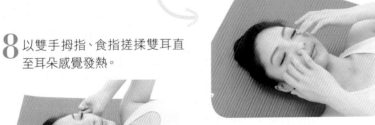

point
以手指按摩臉部時務必輕柔。

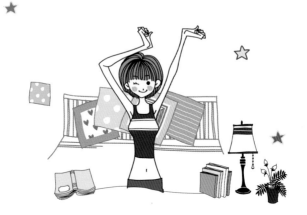

早晨二三事

　　你每天早上起床後的慣例流程是什麼？是先上廁所？還是刷牙洗臉？或者是喝水？

刷牙這件事

　　其實這些流程與個人生活型態和習慣有關，並沒有所謂的標準答案。不過有件事倒是必須特別注意，那就是「刷牙」，通常你是在用餐前還是用餐後刷牙呢？

　　這個問題從刷牙的目的就可以得到解答，因為刷牙主要是為了清潔牙齒表面及齒縫的食物殘渣、牙菌斑、牙垢及其他細菌或色素，並且利用牙刷按摩牙齦，將牙膏中含有的治療成分（如氟化物）塗在牙面上，以預防蛀牙及牙周疾病，所以最好的刷牙時機是在餐後，而刷牙只是潔牙動作的一部分，完整的潔牙程序必須包括

牙線清潔牙縫以及牙刷刷牙。

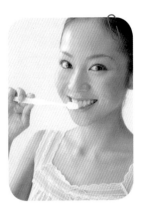

　　但是飯後多久刷牙呢？有人覺得是飯後3～5分鐘內，也有人認為此時刷牙會因為酸性食物造成牙齒軟化，尤其是喝酸性飲料（汽水、可樂、咖啡），如果餐後立即刷牙，會讓琺瑯質加速破壞，而折衷辦法就是飯後先漱口，並使用牙線潔牙，如果情況允許，就在飯後20～30分鐘內刷牙。

　　通常牙醫都會建議一天至少應該潔牙兩次，也就是早餐後及睡前，尤其是睡前一定要做完整的潔牙程序，因為睡覺的時候，口腔幾乎不分泌口水，如果沒做好潔牙的動作，等於是提高細菌腐蝕牙齒的大好機會。

　　此外，許多人會有錯誤的迷思，認為只有吃正餐後才需要潔牙，其實，不管是正餐、副餐、水果、飲料、零食等，任何食物都

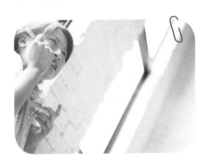

會成為口腔細菌的養分，並且產生酸性物質侵蝕牙齒，所以吃任何食物都需要做潔牙動作，如果是喝飲料，則可以利用漱口來達成清潔口腔的步驟。

牙菌斑（Dental Plaque）

牙齒和牙齦交界處有一些白白黃黃的沉積物，用指甲或牙線摳就會脫落，這些就是所謂的「牙菌斑」。根據研究顯示，1cm^{2}的牙菌斑大約重量1mg，卻含有2億個細菌，所以被視為口腔疾病的最大元凶。每個人的口腔都不是無菌狀態，人們吃食物的同時，這些細菌也會獲得營養，而且在進食半小時後，就會形成牙菌斑附著，因為附著力好，顏色又與牙齒相近，很容易被忽略，故進食後20～30分鐘就應該清潔牙齒，以縮短牙菌斑附著在牙齒上的時間。

正確的潔牙程序

牙縫非常容易卡一些食物殘渣或是牙菌斑，這裡通常是牙刷刷不到的地方，必須藉由牙線或牙間刷來清潔這些牙齒之間的縫隙。正確的潔牙程序應該先把牙縫的食物殘渣、牙菌斑等剔除，然後再利用牙刷刷牙，將汙垢徹底清乾淨。

潔牙步驟 1 牙線

綑狀牙線使用方式：

1. 雙手洗淨後，拉出一段大約20～40公分長的牙線，以包裝盒上的金屬刀片切斷。

2 將牙線輕繞在雙手中指，兩手指之間的長度大約3～5公分，以方便操作為宜。在牙縫兩側的牙齒表面，弄成微彎的C字型，使其緊貼牙齦表面，把牙線輕輕拉進牙間直到牙齦底部，然後再向上，如此上下來回移動，重複2～3次。（注意！操作力度要輕要緩，以免用力過度，傷害牙齦。）

3 牙縫兩旁的牙面都要清潔，然後將牙線滑出牙縫，換下一個牙縫，同時也要換另一段乾淨的牙線，直到所有的牙縫都清潔乾淨。

注意事項

◆每一個牙縫都必須用一段新的牙線，以免細菌互相感染。

◆如果清潔過程，牙線纖維被拉斷或分岔，也要更換一段新的牙線。

◆牙線棒與牙線不可重複使用。

◆如果牙線只進到牙縫就出來，沒有深入牙齦溝底部，只能達到剔牙目的而沒有清除牙菌斑的效果。

◆剛開始使用牙線清潔牙齒，有些人會覺得牙齦痛或出血，屬於正常現象，等習慣與熟練之後這些現象會消失。如果持續好幾個星期都沒有改善症狀，可能是牙周病或者牙周病前兆，應該尋求牙醫師診治。

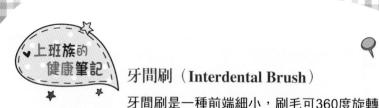

牙間刷（Interdental Brush）

　　牙間刷是一種前端細小，刷毛可360度旋轉的小牙刷。主要適用於牙縫過大，或內側不易清潔的臼齒，或是穿戴固定式矯正器的人，以及因牙周口腔疾病使得牙床萎縮的人。值得注意的是，通常牙醫師不建議牙齒狀況正常的人使用牙間刷。牙間刷的選擇必須根據牙縫大小及適用性去選擇刷頭尺寸，大多為重複使用，故使用後也要洗淨風乾，每2～3個月或是刷毛脫落分岔就需要汰換。

潔牙步驟 2　刷牙

　　正確的刷牙方式其實相當講究，通常牙醫師都會建議使用改良式的貝氏刷牙法來刷牙，這種刷牙方式著重牙齦和牙齒交界的牙齦溝的清潔，是清潔牙齒最有效的方式。

1　將牙刷擺在牙齦與牙齒交接的地方，與牙齒的長軸成45～60度角，使刷毛進入牙齦溝。一半的刷毛必須涵蓋牙齦，刷上顎牙齒時刷毛朝上，刷下顎牙齒時刷毛朝下。

2　刷頰側牙齒時，以兩顆牙齒為一個單位，左右來回移動，輕輕刷8～10次，然後再將牙刷輕輕地往下（刷上顎時）或往上（刷下顎時）刷。此時，嘴巴不要張太大，以免刷頭不易深入，而且左右移動幅度不宜過大。

3 刷牙齒的上下顎咬合面，也是以兩顆爲一單位，呈螺旋方式刷牙，每組來回刷8～10次。（注意！咬合面可以稍微用力，這裡是最不易清潔，且最易蛀牙的地方。）

4 刷臼齒、犬齒的交界處，因牙齒呈現彎角不易清潔，將牙刷與牙齒呈垂直的角度，單顆單顆刷，每回8～10次。

5 刷牙順次爲：從右上外側開始至左上外側→左上咬合面→左上內側向右上內側→右上咬合面→右下外側至左下外側→左下咬合面→左下內側至右下內側→右下咬合面。

圖解刷牙步驟

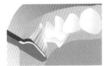

❶ 由右上頰側開始，刷毛與齒面成45～60度。

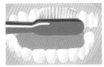

❷ 以兩顆牙齒爲一個單位，兩顆兩顆來回地刷。

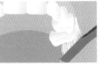

❸ 刷左上頰側，刷毛必須涵蓋牙齦。

❹ 刷左上咬合面，也是兩顆兩顆來回刷。

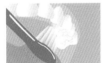

❺ 刷左上舌側。

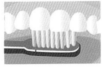

❻ 刷門牙後側，且刷毛必須進入牙齦溝。

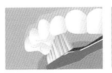

❼ 刷右上舌側。

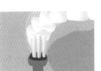

❽ 刷右上咬合面，刷牙是從右邊開始，也從右邊結束。

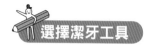

◆每次刷全口牙齒大約3～5分鐘，時間不宜過長。

◆剛開始可以拿小鏡子對著慢慢刷，同時還能檢查刷牙動作及順序是否正確。

◆刷牙力道不宜過重，以免傷害牙齒表面琺瑯質與牙齦。

選擇潔牙工具

牙線的選擇

綑狀：分為含蠟、不含蠟，但是清潔效果沒有差異，只是含蠟的牙線清潔時比較不會聽到摩擦聲音，不含蠟的牙線如果遇到乾淨清潔的光滑牙面，會有聲音。如果綑狀牙線的使用方式正確，清除牙菌斑的效果比較好，所以適合用於全口徹底潔牙，牙醫師建議一天至少以綑狀牙線做全牙清潔一次。

棒狀：分為拋棄式與可重複使用式，有些牙線棒是F形，有些是Y形，效果都差不多，單看個人的使用習慣。由於使用牙線棒的方便性，故適用於在外用餐後，或是用於手指操作

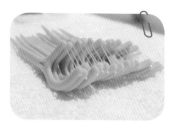

不便的臼齒部位，或不習慣使用綑狀牙線的人。

牙刷的選擇

每一個人都必須依照自己口腔的大小、張口的程度及使用習慣，選擇適合自己的牙刷。

刷頭：刷頭小較容易清潔口腔後側角落，美國牙科學會建議成人牙刷的刷頭長約2.54～3.18公分，寬約0.79～0.95公分。避免選擇顏色鮮艷的牙刷，以免螢光劑殘留，最好選擇透明刷頭，比較容易看到刷毛底部是否發霉變色。

刷毛：一般約3～4排，每排約5～12束。尖端最好經過圓滑處理成較圓的形狀，因為太尖容易損傷牙齦。選擇軟硬適中的刷毛，太軟無法有效清潔牙菌斑及食物殘渣，太硬容易損傷牙齒及牙齦。

牙刷清潔與保養：

因為牙刷上面沾有很多食物殘渣、牙膏渣、水分，因此很容易成為細菌溫床。根據研究顯示，牙刷上面附著的細菌數，隨著使用時間，放置位置、潮濕程度等，可能比抹布、馬桶上的細菌數還多，常見的有鏈球菌、大腸桿菌、葡萄球菌、單純皰疹病毒、流感病毒等，如果沒有正確的清潔與保養，牙刷反而會成為致病的禍源。以下列出關於牙刷的清潔與保養：

1 使用牙刷後必須用清水沖洗乾淨再甩乾，可放置在漱口杯或牙刷架上，刷頭朝上保持直立，放置在通風處。一般來說，浴室通常比較潮濕，而且大多數的家庭浴室較小，通常洗手檯與馬桶距離很近，沖馬桶時，細菌很容易就會飄到牙刷刷

頭，因此不妨將潔牙工具放置在通風衛生的地方。

2 避免選用附有牙刷套的牙刷，旅行用牙刷通常附有牙刷套或是尺寸較小，不宜在家中使用，以免刷頭因為密封而發霉。

3 每一個人的牙刷都應該單獨放置，不要與其他人的牙刷放在同一個杯子，以免刷頭互相接觸，製造細菌滋生的機會。

4 不與他人共用牙刷。

5 定期汰換牙刷。通常牙醫師會建議刷牙的總工時不要超過6小時，如果以每天2次，每次3分鐘來計算，每2個月（不要超過3個月）就該換一把牙刷。

當你經常因為不明原因發燒，或是口腔重複產生口瘡、牙齦炎，這時候你該考慮縮短更換牙刷的時間，因為口腔本身就不是無菌環境，若是口腔黏膜有傷口，細菌將隨著血液循環進入體內，自然容易引起疾病，勤換牙刷可以避免細菌滋生。

牙膏的選擇

市面上牙膏千百種，到底要如何選擇？其實每一種牙膏的清潔效果大同小異，不一定要選擇特殊的牙膏。但是如果牙齒在吃東西或刷牙時會感覺不適，或者你有口腔疾病（如蛀

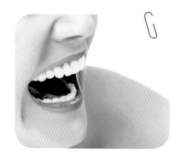

牙、牙周病等），這時候應該請牙醫師建議適合你用的牙膏，因為有些特殊牙膏並不適宜長期使用。

一般來說，含氟牙膏可以預防蛀牙，根據國際標準組織和經濟部國家標準局的規定，含氟800ppm但不超過1500ppm的牙膏，具有預防齲齒的效果。在刷牙時，牙膏會與牙齒直接接觸，可以強化牙齒結構，增加抗酸能力，故選購時不妨留意氟含量是否在標準範圍。

不正確刷牙的後遺症——牙周病

根據臨床研究顯示，18歲以上的人口中，超過半數的人都已經出現牙周病前兆。而35歲以上的人口中，每4個成人就有3個人患有某些形式的牙周病。嚴重的牙周病已經成為成人、老年人喪失牙齒的主因。

牙齒會跟著人類一輩子，如果不想成為「無齒」之徒，就要好好照顧它們，每天做好牙齒的清潔工作，使用正確的方式潔牙，定期接受專業牙醫師的檢查、洗牙與保養，以預防口腔疾病。

牙周病初期是不會感到疼痛的，所以很容易會被忽略，每半年一定要定期做牙齒檢查，否則當牙齦、齒槽骨已經被嚴重破壞，甚至發生牙齦膿腫、牙齒動搖脫落的症狀，這時做任何補救措施都很難挽回牙齒的健康。

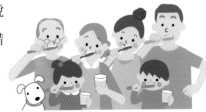

牙周病的徵兆

　　觀察自己的牙齒，並勾選看看牙齒是不是出現以下症狀，便知道自己是否罹患牙周病。

☐ 牙齦容易流血。

☐ 牙齦紅、腫或有觸痛感。

☐ 牙齦與牙齒裂縫越來越明顯。

☐ 牙齦受壓時，有膿血從牙齒和牙齦之間流出。

☐ 口腔出現呼吸臭味。

☐ 咬合時，上下排牙齒出現密度的改變。

牙周病的致病原因

　　牙周病主要是由牙菌斑所引起，牙菌斑裡某些特定細菌，會產生釋放毒素刺激牙齦、齒槽骨。初期會導致牙齦發炎，出現牙齦紅腫、容易出血的症狀。如果沒有及時處理，當細菌從牙齦溝入侵，使得原本緊密接合的牙齒與牙齦間出現裂縫，變成牙周囊袋，若細菌在囊袋內繼續滋生，牙根表面暴露在牙菌斑裡，將變得更容易蛀牙，同時對冷熱的刺激會更為敏感。假使細菌繼續往向牙根方向蔓延，就會使得支持牙齒的牙周韌帶和齒槽骨遭到破壞，導致牙齒動搖甚至脫落。

　　要特別注意的是，牙齦底下、牙根表面的牙結石，非常容易產

生新的牙菌斑，這個部位清潔困難，因此經常誘發牙周病。

牙周病的潛在危險因子

1 不良的口腔習慣。經常「咬牙切齒」的人，長時間牙關緊咬或是有磨牙現象的人，因為牙齒的咬合施力過度，可能使得支撐牙齒的骨頭快速耗損。

2 牙齒咬合不良、過多補綴物或缺損，或是牙橋矯正輔助器具不合適。前述這些狀況可能使牙齒清潔不易，造成牙菌斑大量囤積，因而誘發牙周問題。

3 抽菸。根據研究顯示，抽菸的人罹患牙周病的機率高於不抽菸的人，而且病情通常較為嚴重。

4 懷孕或服用口服避孕藥。這時期的女性荷爾蒙濃度增加，使得牙齦組織對牙菌斑裡的毒素產生敏感反應，加速細菌的生長，因此容易造成牙齦炎，出現牙齦變紅、腫、觸痛或流血。（牙齦炎為牙周病前期症狀表現。）

5 服用類固醇、抗癲癇藥物、癌症治療藥物、治療高血壓或冠狀動脈症時的某些鈣離子通道阻斷劑，或是器官移植的抗排斥藥物等，皆會影響牙齦健康。

6 全身性的疾病。例如糖尿病、免疫性疾病（如AIDS）等，促使身體免疫力降低，進而加重牙周病的症狀。

7 飲食偏食。飲食不均衡、偏食，營養素攝取不均，會使得口腔組織對抗感染的能力降低，誘發牙周疾病，促使牙周病的病情加重。

預防牙周病

　　若能做到下列幾點，就能有效預防牙周病，維護牙齒健康。

◆ 徹底做好口腔衛生及牙齒潔牙工作。

◆ 定期接受牙醫師診療。

◆ 均衡飲食、不抽菸、不喝酒、不吃檳榔。

◆ 作息規律、不熬夜。

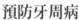

隨時隨地 Q&A

Q 清潔牙齒時，一定要使用漱口水嗎？

A 漱口水是一種液態的口腔清潔輔助劑。成人通常不需要使用漱口水，因為成人的潔牙能力較好，除非是在無法做好潔牙程序（牙線、刷牙）時，或者進行口腔手術、拔牙等情況下，才需要使用，並且作為一種清潔輔助方式。

值得注意的是，市面上有許多種類的漱口水，其潔牙品質與效果參差不齊，有些甚至含有酒精成分，還會造成牙齒染色或是味覺暫失，故請務必留意成分標示及使用方式，最好請教牙醫師。

Q 一般來說，通常間隔多久看一次牙醫？

A 牙醫師都會建議大家每半年洗牙一次，以確認牙齒的健康。但是近年來也有些專家提出，如果牙齒及口腔狀態正常，其實每年看一次牙醫就已足夠，因為每個人產生牙結石的時間都不一樣，不一定非要半年就洗一次牙。

Q 為什麼刷牙的時候會流血？

A 在正常情況下，刷牙時牙齦不會出血，但如果經常流血，可能要懷疑自己是否患有牙周病或是出現牙周病的前兆。

Q 為什麼有時刷牙會出現反胃的症狀？

A 有些人早上刷牙時會感到反胃，除了懷孕之外，還有下列幾種可能，像是輕度咽喉炎、睡眠不足、畏寒、牙膏味道過於刺激嗆鼻、刷牙方式錯誤、牙刷刺激舌頭根部引起嘔吐反射等，都有可能會出現反胃症狀。

排便這件事

近年來，由於養生意識抬頭，坊間的書籍或是網路資訊對於排便這件事著墨很多，有些強調早上起床要喝淡鹽水、蜂蜜水、檸檬水、牛奶，也有喝橄欖油來清腸排毒的，甚至是大腸水療、咖啡灌腸等各種通腸方法，有些養生理論則建議一定要在大腸經輪值的早上5～7點排便最好。

在筆者的諮詢個案中，最常被問到，究竟哪些才是排便的正確資訊呢？其實，只要回歸到最基本的重點，也就是「排便」的最終目的為何，以及正常的排便生理是如何運作，即可知道。

腸道有人體第二大腦之稱，是因為這裡布滿神經叢，且像大腦一樣分泌各種激素。整個消化道大約有9公尺，從口腔到肛門這一條管狀結構，你可以想像成一條排水溝，如果尾端泥砂淤積，可能會造成汙水回流甚至氾濫，雖然消化道不會讓食物消化的殘渣從口中逆流（除非生理結構已經受到破壞）但是卻會在腸道末段的結腸、直腸開始堆積，這就是痔瘡、發炎、癌變的開端。

從中醫觀點來看，肺與大腸相表裡，如果腸道不夠通暢，除了影響其本身健康，還會影響肺部功能，肺又主皮毛，因此便祕或排便不規律的人，通常皮膚光澤與細緻度會變差，容易產生皺紋、斑點、青春痘。

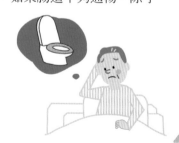

筆者經常說，人體有三個通路必通，一是經絡，一是呼吸道，另一個就是腸道，而排便簡單的說，就是保持腸道暢通。

排便生理

當我們吃下早餐（或任何食物），食物進入口中，經過咀嚼後，與口腔、胃部各種消化液混合之後的「食糜」，會在胃部暫時儲存後送到小腸，這時候食物殘渣，與膽汁及消化液混合後，被腸道細胞吸收，剩下的食物殘渣會繼續送往大腸，這些殘渣裡的水分會持續被吸收，最後殘渣變得越來越乾，形成糞便再排出體外。這趟食物消化之旅大約需要24～72小時，這跟你的食物內容、份量、用餐習慣、生活型態等都有關係，如果每天的膳食纖維量、水分攝取足夠，每餐定時定量，作息正常，又有規律運動的習慣，那糞便停留在體內的時間比較短，而你的身體也會比較健康。

由此可知，一天排便1～2次到2～3天一次都屬於正常狀態。重點在於是否感覺排便困難，時間是否很長，以及糞便形狀。

最佳排便狀況是，從有便意到排出糞便大約只需5～10分鐘，最好是坐在馬桶上3～5分鐘就結束，而且排完糞便後不會有殘便感，肛門口沒有殘便，用衛生紙擦拭時沒有太多糞便沾黏。雖然說來輕鬆，卻不是人人皆可達成。

排便主要是靠「排便反射」，而這個反射

與腸道的蠕動有關，這個動作受到「十二指腸反射」及「胃結腸反射」影響。通常早上喝水或是吃早餐後大約1小時，最容易產生腸道蠕動刺激，腸道蠕動會把食物殘渣往下推至結直腸段，當直腸內的壓力到達40～50mmHg以上時，就會刺激直腸壁的骨盆神經，然後經由薦椎排便中樞到下視丘，再傳到大腦皮質的感覺中樞，進而產生便意。

　　一般而言，早上喝一杯水或是早餐後，比較容易刺激胃結腸反射，產生便意，因此有固定吃早餐習慣的人，排便通常很規律，所以若想要改善便祕，早上訓練排便反射是最佳時機。

　　不管你有無便意，每天早上喝完水，吃完早餐，馬上去蹲廁所，慢慢就能形成一種規律性的習慣，在3～5分鐘內就能完成所有動作，讓你一整天都相當輕鬆。

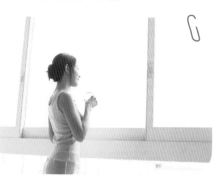

察便觀色

　　除了從排便次數、時間來察看排便是否正常以外，每次排便之後，還要回頭望它一眼，因為糞便是觀察生理狀態的重要指標。

顏色正常：黃褐色，主要來自尿膽素原。

顏色異常：

紅色：可能是飲食中含有紅色食材（如櫻桃、紅莧菜），或服用含紅色色素的藥物與食物。糞便帶有紅色血絲，且伴有黏液或膿，可能是痔瘡、大腸息肉、潰瘍性結腸炎或大腸癌，屬於病理性問題，須立即求醫做進一步確診。

黑色：可能是飲食（巧克力、葡萄乾、豬肝、豬血、鴨血等），或服用鐵劑（或含鐵奶粉）、鉍鹽制酸劑等藥劑。通常有便祕者，因為糞便停留腸道時間較長，糞便顏色也會較黑。

柏油色：若糞便為柏油色，且帶有腥臭味，伴有心悸、頭暈、低血壓等現象，可能是上消化道慢性出血，且出血量已超過500毫升，需立即就醫。

墨綠色：通常是因為消化不良或腸炎，或者肝炎、肝硬化、肝癌、膽結石等症，造成膽色素分泌過多，而導致糞便變成墨綠色，需配合其他臨床症狀及醫學檢驗，才能確診。

綠色：通常攝取較多深綠色蔬菜時，糞便可能會呈現綠色。

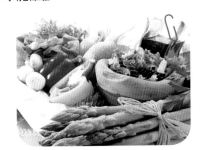

灰白色：通常患有肝膽疾病者（如膽結石、膽囊炎、胰臟炎、肝炎），因為膽汁分泌障

礙，脂肪無法消化吸收，所以會排出灰白色且帶有油質的糞便。這類患者，通常伴有皮膚黃疸之症狀。

其他：部分腸道檢查使用的顯影劑會導致糞便出現白色或藍色，通常2～3天即會恢復正常。

味道正常：無特殊惡臭，味道來自糞臭素及酪酸。

味道異常：

帶有刺鼻的酸臭味、焦臭味、腐敗味：可能是消化不良，食物過度發酵所致，通常也代表腸道已經老化。

帶有腥臭味（血腥味）：可能是上消化道有慢性出血，如果糞便呈柏油狀，需立即就醫。

形狀正常：完整條狀，直徑約2～3公分。

形狀異常：

顆粒狀：可能因為腸道運動無力或腸道潤滑度不夠，糞便在腸道停留時間過長，水分被過度吸收所致。

糊狀（或液狀）：可能因為腸道運動速度增加或是水分吸收失常，糞便停留時間過短，水分未被吸收所致。

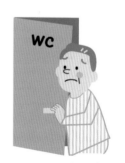

細長狀：可能因為腸道管徑狹窄，糞便受到直腸或肛門腸壁擠壓所致。

質地正常：軟硬適中（含水量在**70～85％**），排出時無阻力或壓迫感。

質地異常：

水分含量低於70％：糞便就會變得乾燥，不易排出，形成便祕。

水分含量高於90％：就會形成水樣便，導致腹瀉。

便量正常：每次的量以**2～3條**，**100～300克**最適宜（視個人狀況而有所不同）。

便量異常：

排便量少於100克：每次排便量少於100克，且乾硬難解，屬於便祕。

排便量超過300克：每次排便量超過300克，且稀溏，屬於腹瀉。

事實上，許多因素都會影響排便時間、次數，如情緒、食物內容、腸道狀態、身體健康狀態等。若是短時間內出現排便習慣改變，不需要過度緊張，先回頭檢視一下最近的生活狀態，是否在生活上出現重大變化，比方出差、轉換職場、職務更動、搬家，或是飲食失衡、過油、過鹹、缺乏纖維質、進食量過少、喝水不足等，一一排除生活改變的因素後，就必須檢

討是否出現健康問題。如果排便習慣突然產生巨大變化，比方時而便祕時而腹瀉，或者長期便祕或腹瀉，糞便出現顏色變化（如黑便、血便），這時候應該立即求醫並由專業醫師確診。

幫助排便的好習慣

1 每天至少攝取20～30克的膳食纖維（至少3～4份蔬菜，2～3份水果）。

2 每天至少攝取1500～1800毫升的水分（不包括含糖飲料、碳酸飲料、濃湯等）。

3 一定要吃早餐，三餐定時定量。

4 不要吃過於油膩、刺激性、重口味的食物。

5 不要忽略便意，有便意就要去上廁所，而且要在固定時間去蹲廁所，如果超過15分鐘都沒有任何便意，就不要勉強。

6 排便時間最好是挑選心情放鬆，沒有時間壓力的時候。

7 排便時要專心不做其他事情，如聽音樂、看書報、打電腦、玩手機、抽菸等。

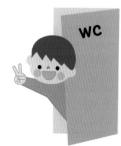

8 每天至少運動30分鐘，同時多做腹式呼吸。

9 不藉由外力輔助排便，如灌腸、吃瀉藥等。

Q 很多書籍或者網路資訊提到十二時辰養生的概念，內容提到早晨5～7點是大腸經輪值的時辰，而且說明這時候最好要排便，可是早上7～9點則是胃經輪值，這時候吃早餐最好，但排便反射不是通常發生在進食之後嗎？

A 其實，每一個人的生活型態、體質、作息、習慣都不一樣，並不是每種理論都適用在任何人身上，不過循經養生確實有它的立論基礎，但人們必須理解它真正的深意，而不是盲從古代書籍。現代化的社會型態轉變，許多古人智慧必須「因時制宜」，故中西醫的理論還需要配合個人差異做微調，筆者認為最好的方式就是「以身試法」，在不違背健康原則下，不斷嘗試，你自然會找到最適合自己的一套作息節律。

通便按摩術

許多上班族都有腸胃不好、便祕等健康問題，進而依賴排便藥物，但是過度依賴藥物會造成腸胃失去原有的蠕動機制，故筆者在此提供通便按摩術，幫助讀者能夠潤腸及排便。

1 用雙手的食指、中指、無名指，由胃區開始向肚臍方向按摩。

2 以螺旋畫圈方式輕輕按摩。重複3次。

point
以螺旋畫圈方式按摩。

4 依照順時鐘的方向按摩，重複3次。

3 依順時鐘方向，按摩整個腹部。用手掌根部，從直腸附近開始螺旋似地沿著大腸方向按摩。

☆ 專屬於我的養生筆記

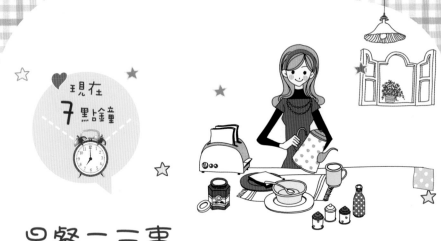

現在
7點鐘

早餐二三事

　　你每天都有吃早餐嗎？你的早餐是如何解決的？通常都吃些什麼呢？你知道爲什麼要養成吃早餐的習慣嗎？

一定要吃早餐嗎？

　　天天都要吃早餐跟每天運動的道理相同，多數人都知道必須養成吃早餐的習慣，卻不一定能夠確實執行，

　　不管是醫師、營養師或者衛生單位都一再強調早餐的重要性，尤其是朝九晚五的上班族，一天的第一餐顯得格外重要。然而，對於每天從起床就開始打仗的上班族而言，從容地吃頓早餐簡直是件極爲奢侈的事，所以學會時間管理，並且能從容地用完早餐及準時上班，非常重要。

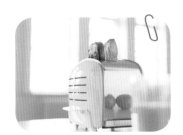

不吃早餐的健康隱憂

你可能聽過不吃早餐容易會導致胃潰瘍、便祕、糖尿病、肥胖等病症，其實這些症狀都只是不吃早餐所造成的骨牌效應。

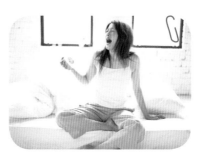

腸胃經過一晚淨空之後，早晨喝點溫開水滋潤腸胃道，就跟起床後先在床上做起床儀式暖身的道理相同。進食是為了提供身體各部位機能運作的動能（熱量補給），早上起床後，身體必須辛勞工作一整天，當然要供應它足夠的燃料。

長期空著肚子再開始一天的工作，身體為了取得動能去運作，就會動用內分泌系統，如甲狀腺、副甲狀腺、腦下垂體等，最後造成內分泌系統失衡，因而罹患糖尿病、甲狀腺機能亢進或低下等慢性病。若是沒有補充能量，血糖過低會促進生長激素的分泌，促使組織脂肪增加。若加上補償機制，在副餐（點心）時間或午餐大量進食，反而使得血糖波動而造成胰島素阻抗，這些都是致胖因素之一。

中醫認為不吃早餐會導致氣虛或痰濕體質，這種體質的人無力運化身體的病理產物（即脂肪），所以會越來越胖。

一般來說，消化食物需要膽汁的輔助，如果三餐的用餐時間不

規律，膽汁分泌受阻，久了就會產生膽結石、膽囊炎、肝炎等問題。根據中醫觀點來看，肝膽疏泄不利，會影響脾胃功能，所以容易出現腸胃問題，如潰瘍、脹氣、發炎、便祕、腹瀉、消化不良等。同時肝鬱則氣滯，氣滯不行，血流也會受阻，不但影響情緒，還會影響女性朋友的月經周期。

最佳早餐時間

早上起床後20～30分鐘（1小時內）是吃早餐的最佳時機，因為此時身體已有足夠的活動量，全身血液循環、新陳代謝開始運作。如果以中醫的經絡循行觀點來看，最好能夠在胃經輪值的7～9點之間用餐，而且至少要花20分鐘慢慢享受早餐。在此時享用早餐的話，即可將陽氣送往全身，一整天都會感到活力充沛。

早餐怎麼吃

每天定時吃早餐可以提供身體足夠的熱能，並且刺激腸胃規律蠕動，產生排便反射，促使排便順暢，同時維持內分泌系統及血糖穩定。但是錯誤的早餐內容，可能會增加身體負荷，產生反效果。

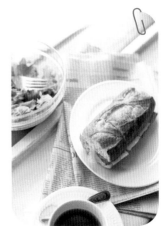

早餐必備條件

◆必須要熱食、熟食、好消化。

◆一定要低油脂、高纖維、高蛋白質。

◆份量及熱量應為一天總熱量的30～40％（其中五穀根莖類2～3份，蛋豆肉奶類1份，蔬果2份）。

早餐一定要有這些食物

蛋白質（蛋、豆、魚、肉、奶類）：

早晨的最佳營養素就是蛋白質，故要選用優良蛋白質，尤其是植物性蛋白質能夠減輕腸胃負擔。蛋白質中含有多種胺基酸，可以幫助新陳代謝，維持頭腦思路清晰。舉例來說，豆漿、豆腐、水煮蛋、低脂牛奶、低脂肉類等，就是很好的選擇。

碳水化合物（五穀根莖類、蔬菜類、水果類）：

碳水化合物中的醣類，是大腦能量的最佳來源，有助於思考、記憶。而複合式碳水化合物，如五穀類食物，富含膳食纖維，營養素豐富完整，除了增加飽足感，延後飢餓感，不會讓你在午餐前感到飢餓，還能延緩血糖上升的速度，不容易造成血糖波動，而足夠的膳食纖維可以幫助腸道蠕動，並且利於排便。舉例來說，

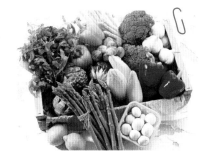

燕麥、糙米、小米、紫米、蕎麥、玉米，各種蔬菜、水果等。

　　不管你是超商族、早餐店擁護者、速食店忠誠顧客，選擇早餐的方式都必須在飲食健康管理的原則下，這樣一切都會變得比較簡單。在做飲食規劃時，筆者始終堅持簡單原則，因為越簡單的法則，越容易記住與持續遵循。

　　以下，筆者將介紹一天熱量與六大類食物份量需求的計算方式，只要讀者記住這個計算規則，包你不管怎麼吃都健康。

◐ 飲食份量與熱量需求計算STEP BY STEP

計算目前體重狀況：BMI值＝體重(kg)／身高$(m)^2$。

根據每日活動與工作內容，找出活動量等級。

每天活動量	活動種類
輕度工作	大部分從事靜態或坐著的工作。如家庭主婦、辦公室的上班族、售貨員等。
中度工作	從事機械操作、接待或家事等站立活動較多的工作。像是保母、護士、服務生、專櫃人員等。
重度工作	從事農耕、漁業、建築等重度使用體力之工作。像是運動員、搬家工人、建築工人等。

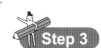

Step 3

根據每日活動量程度，計算每日所需總熱量。

每日熱量需求＝每公斤理想體重所需熱量×目前體重

活動量級別	每公斤理想體重所需熱量（單位：大卡／公斤）		
	體重過輕者 BMI<18.5	體重正常者 BMI 18.5～24	體重過重或肥胖者 BMI>24
輕度工作	35大卡×目前體重	30大卡×目前體重	20～25大卡×目前體重
中度工作	40大卡×目前體重	35大卡×目前體重	30大卡×目前體重
重度工作	45大卡×目前體重	40大卡×目前體重	35大卡×目前體重

Step 4

依照Step3計算之總熱量，找出每日六大類飲食所需份量。

種類 ＼ 總熱量	1200	1500	1800	2000	2200	2500	2700
五穀根莖類（碗）	1.5	2.5	3	3	3.5	4	4
未精緻（碗）	1	1	1	1	1.5	1.5	1.5
其他（碗）	0.5	1.5	2	2	2	2.5	2.5
蔬菜類（碟）	3～4	3～4	3～4	4	4	5	5
水果類（份）	2	2	2	3	3.5	4	4
豆魚肉蛋類（份）	3	4	5	6	6	7	8
低脂乳品類（杯）	1.5	1.5	1.5	1.5	1.5	1.5	2
油脂（茶匙）	3	3	4	5	5	6	7
堅果種子類（份）	1	1	1	1	1	1	1

Step5

根據每日所需六大類食物之總份量，依照3：4：3的比例分配在三餐。

1. 三餐熱量計算：總熱量×每餐熱量比例。

2. 三餐食物份量計算：以下列的食物熱量代換表查詢（見實際演練）。

食物熱量代換表

品名	蛋白質	脂肪	醣類	熱量
五穀根莖類（份）	2	+	15	70
蔬菜類（碟）	1		5	25
水果類（份）	+		15	60
蛋、豆、魚、肉類（份） （低脂） （中脂） （高脂）	 7 7 7	 3 5 10	 + + +	 55 75 120
奶類（杯） （脫脂） （低脂） （全脂）	 8 8 8	 + 4 8	 12 12 12	 80 120 150
油脂、堅果類（份）		5		45

實際演練

女性，25歲，出版社編輯，身高160公分，體重56公斤。

Step 1：BMI＝56／（1.6×1.6）＝21.88（取至小數點後兩位）
→體重正常。

Step 2：工作內容為文書處理，因此屬於「輕度工作」。

Step 3：BMI值屬於體重正常，因此總熱量為30×56＝1680。

Step 4：根據總熱量需求，選擇最接近1680大卡的食物份量試算表1500大卡，由此基礎做增減。

種類　　　　　　總熱量	1500
五穀根莖類（碗）	2.5
未精緻（碗）	1
其他（碗）	1.5
蔬菜類（碟）	3～4
水果類（份）	2
豆魚肉蛋類（份）	4
乳品類（杯）	1.5
油脂（茶匙）	3
堅果種子類（份）	1

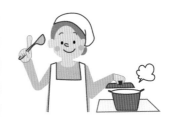

Step 5：

1680×30%＝504（早晚餐熱量）

1680×40%＝672（午餐熱量）

接著，將六大類食物依照每一份熱量計算每餐可食用的份量。其實，五穀根莖類可以互相替換，通常1碗相當於4份，而熱量計算以份量為主而非碗。

　　蛋豆魚肉類分成低、中、高脂，故計算熱量與選擇食物時必須特別留意，如果選用低脂肪肉類，應該將份數增加，以符合熱量需求。乳類分為脫脂、低脂、全脂，除了鮮奶之外，奶粉、奶類製品也可互相替換，計算時也必須將脂肪含量與熱量列入考慮。

　　一般來說，食物中含有許多隱形熱量，例如糖或脂肪，尤其是脂肪的熱量頗高，所以在烹調或者計算時，要嚴格計算脂肪，畢竟，油脂的攝取相當重要。

種類 ＼ 三餐總熱量	1500	早餐	熱量	午餐	熱量	晚餐	熱量
五穀根莖類（碗）	2.5						
未精緻（碗）	1.5	0.5 (2份)	140			1 (4份)	280
其它（碗）	1.5			1 (4份)	280		
蔬菜類（碟）	3～4	1	25	2	50	1	25
水果類（份）	2	1	60	1	60		
豆魚肉蛋類（份）	4	1	75	2	150	1	75
乳品類（杯）	1.5	1	120			0.5	60
油脂（茶匙）	3			2	90	1	45
堅果種子類（份）	1	1	45				
算出實際總熱量	1580		465		630		485

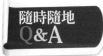
Q 為什麼早餐最好是吃軟食、熱食?

A 腸胃經過一晚的淨空,如果早餐又吃生冷的食物,像是生菜沙拉、水果、蔬果汁、冰飲料、黑咖啡等,中醫認為這類食物屬於寒涼性質,容易損傷胃氣。許多上班族經常覺得消化不良,出現脹氣、噁心、打嗝或胃痛、腹痛等症狀,大多是因為沒有好好保護胃氣,剛開始你不會有太明顯的感覺,時間久了,脾胃功能減弱,再加上多數上班族時常待在空調環境,如果平時又特別愛吃冰品、冷飲,最後就會養成「冰棍」體質,使得免疫力下降,產生過敏體質,不但經常感冒、腹瀉,皮膚也顯得特別粗糙。

中醫認為,脾胃是先天之本,如果脾胃之氣長期受損,影響食物消化吸收,營養素將無法輸送到全身,自然就會影響身體健康。

護衛胃氣最好的食物,就是五穀類食物,尤其是每天的第一餐,最好吃非精製穀類(雜糧、粗糧),因為這類食物的GI值低,可以延緩血糖上升的速度,讓你的體力可以持續較長的時間。此外,穀類食物屬於補脾胃的最佳食品,如果早上時間不夠充分,可以在前一晚先浸泡五穀類(如燕麥、小米、薏仁、糙米),早上起床按下電鍋後再去梳洗,等你梳洗完後,早餐也已經煮好。

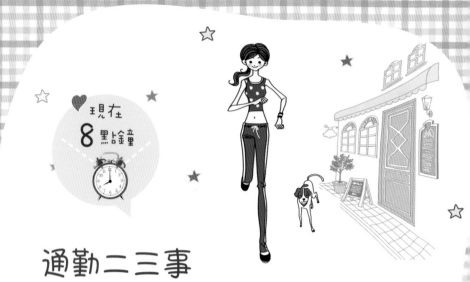

現在
8點鐘

通勤二三事

　　你每天上下班是以哪一種方式通勤？走路、搭乘大眾交通運輸工具（包含火車、捷運、公車等）、騎腳踏車、騎摩托車，還是開車？不同的通勤方式有哪些健康隱憂與注意事項呢？

◎ 零碎時間累積活動量

　　人們的生活型態已經從動態逐漸演變成靜態，連點與點之間的移動也大多仰賴交通工具、電梯、電扶梯等現代化產物，活動機會少了，靜置固定的姿勢占據大部分的時間，而越來越多研究顯示，這樣的體態改變，已經造成新的文明病，同時也增加了死亡率。

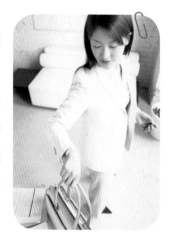

對於整天待在辦公室的久坐少動上班族而言，利用零碎時間來增加活動量，變得非常重要，而通勤時間就是最佳且最經濟的運動時刻，不需要再花時間與金錢上健身房請教練來折磨你，不一定要去操場跑得氣喘吁吁，善用通勤時間也能快速累積活動量。

通勤上班族不外利用大眾交通工具（公車、捷運、火車），自行駕車（騎機車），除非路途近，一般人很少騎腳踏車或走路通勤。不過，你知道這些通勤方式可以增加多少運動量嗎？以下列出不同通勤方式在每30分鐘所能消耗的熱量：

通勤消耗熱量

通勤方式	消耗熱量（大卡 / 30分鐘）
坐公車（坐著）	33
坐公車（站著）	53
開車	41
慢走	130
快走	230
騎腳踏車	92

若希望通勤時間能夠多消耗熱量，則搭車時應該盡量以站姿取代坐姿，開車族可以停車至較遠的位置，拉遠辦公室與停車的位置，增加走路機會，甚至將腳踏車作為捷運站與辦公室或家之間的交通工具，進而增加活動機會。

根據行政院衛生署針對成人每週的活動量建議，讓人們採取逐步累積的方式輕鬆累計活動量，達到基本生理健康的活動需求量。

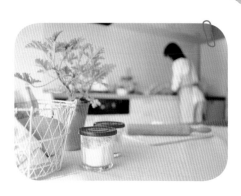

指標一：每週達到150分鐘的中度身體活動

每次連續活動10分鐘以上，感覺有點累，但仍能和他人緩和對話，呼吸、心跳比平常快一些，會流一些汗。

指標二：每週達到75分鐘的費力身體活動

每次連續活動10分鐘以上，感覺有點累，無法邊運動邊和旁人輕鬆說話，呼吸、心跳比平常快很多，會流很多汗。

中度活動與費力活動

中度身體活動（稍微會喘）	費力身體活動（感到很喘）
家事類	
擦地、清洗門窗、洗衣物、洗車、鋪床。	搬推家具、搬重物。
運動類	
太極拳、羽毛球、桌球、排球、棒球、下山、一般速度騎腳踏車、一般速度游泳。	柔道、跆拳道、足球、籃球、躲避球等激烈球類比賽、上山、背重物登山、爬坡、攀岩、快速騎腳踏車、快速游泳。

中度身體活動（稍微會喘）	費力身體活動（感到很喘）
休閒活動類	
下樓梯、整理庭院或陽台、蹓狗、提拿物品快走、健走、國際標準舞。	上樓梯、跑步、慢跑、競走、有氧舞蹈、快舞。

走路一族

利用上下班時間，增加步行的距離，是最佳運動方式之一。不過，步行有多種形式，可能是散步、逛街購物、通勤，不同的心情、場景，走路的速度等，都會影響人們的健康。正確的步行方式，不僅可以強化心肺功能，還可增強免疫功能，改善體質，增加熱量消耗，同時有助於體重及健康管理。下面要介紹的健康步行法則，不僅適用於平常上下班通勤，還可以作為健身方式。

穿對鞋子走路

要走好路，一定要有一雙好鞋，所謂的好鞋並非名牌或昂貴鞋款，而是要適合自己的腳型，同時能夠配合自身的需求，如果要跑步就不能穿籃球鞋、平底鞋；同樣地，打球也不適合穿健走鞋或布鞋。走路應該穿適合行走的鞋子，鞋子要舒適、合腳、透氣，且必須有避震效果，故鞋底要稍微墊高一些。

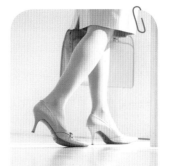

如果通勤方式大多為步行，更需要注意鞋子的選擇，女性不宜穿著高跟鞋、平底鞋、涼鞋、拖鞋；男性不宜穿著皮鞋、涼鞋、拖鞋，最好要穿著舒適的步行鞋、運動鞋。

正確的站姿

坐、臥、站、走是人們隨時都在做的動作，而且這些動作裡蘊含著健康祕訣與危機。

在討論正確站姿之前，首先要來認識身體的幾條線，掌握這些重點線，就能確保自己的體態姿勢正確。

身體中心軸線：人體站立時，從身體側面看，由外耳道、第7頸椎、肩關節、第5腰椎椎體與股骨頭之連線。這條線必須與身體保持垂直，不能東倒西歪，扭曲身體中心軸線。

骨盆線：姿勢必須保持稍微前傾，不能過度前傾、後仰或是向左右傾斜。若要測量骨盆線，須採取正確站姿，並找到骨盆前側突出的骨頭，順著骨突處向背後觸摸，大約在距離脊椎底部2～3公分，會有一塊微微突起的骨突處，而這兩點的連線與地面水平線所呈現的角度，通常男性是0～5度，女性則為5～10度，此為正確的骨盆位置。

正確站姿

❶ 頭頸輕鬆地保持直立，眼睛向前方平視，下巴往內收。

❷ 雙肩自然放鬆，左右兩肩保持在同一水平線上，並微微向後挺胸。

❸ 雙手臂自然垂放在身體兩側，手肘微微彎曲。

❹ 腰部收緊向前，保持骨盆腔位於身體正中間之平衡線。

❺ 雙腿微微張開與臀部同寬，重心平均分配在雙腿。

❻ 膝蓋微彎並朝向正前方。

❼ 腳掌貼在地面上，腳尖朝向正前方。

肩線：肩膀必須與地面保持平行，左右肩膀不可高低不一，也不要駝背。

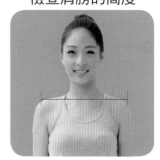

檢查肩膀的高度

如果身體中心軸、骨盆線、肩線能夠維持在正確位置上，如此一來，身體的各個腔室都能具備足夠空間，而內部的器官組織也可以獲得充分的血液供給，同時，正確的姿勢還有助於脊柱、核心肌群、骨關節等組織受力平均，避免提早衰老或產生病變。最重要的是，隨時保持正確的姿勢體態，還有塑身減重的效果，因為保持正確姿勢可以增加脂肪燃燒速率，預防脂肪堆積在不正確的位置，例如肚子、臀部、大腿內側等。畢竟，正確良好的體態，會讓人顯得生氣勃勃。

步行要訣

1 抬頭讓耳朵、肩端、臀部與地面呈現垂直狀態，同時試著將眼睛的視線高於水平線大約2～5公分，並且收下巴。

2 挺胸、收小腹，讓肩線與地面保持平行，肩膀要自然放鬆，不能聳肩，也不可以將肩膀向前拱，形成駝背狀。

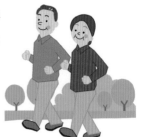

3 走路時，後腳必須充分伸展，腳跟往內收，臀部收緊。腳跟先著地，接著

讓腳心著地，然後用腳趾根部踢離地面。

4 雙腳不要同時離地，一腳踏穩再換另一腳向前跨步，步伐不宜過大，一步約一個肩膀寬。雙腳踏在同一直線上，要特別注意的是，不論是內八字走路或外八字都會增加膝蓋壓力，造成膝關節磨損。（中醫認為外八字走路會阻礙足部三條陽經，內八字走路則會影響足三陰經。）

5 雙手手臂向身體內側縮，手肘微彎，掌心朝向身體，指尖朝下，雙手前後自然擺動，像鐘擺一樣規律，同時配合有節奏地呼吸。

6 走路時，若是背側背包，經常會不自覺地抬高肩膀並傾斜身體以維持重心，應兩肩輪流背，不走動時可將包包放下，讓肩膀休息。若是手提式包包，不要固定用同一手提，可兩手輪流提，或者變換姿勢（如用手挽）。若需長時間背重物，盡量使用雙肩背包，而且要將肩帶調整至適當位置，背包的中心點貼近背部，以分散肩背壓力。

7 許多愛美女性穿著高跟鞋時，都習慣腳尖先著地，導致身體重心偏離中心軸。即使是穿著高跟鞋也應以後腳跟先著地的方式走路。建議讀者，不妨在辦公室放一

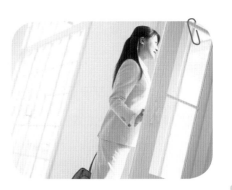

雙耐穿好走的高跟鞋，平常上下班的途中則以適合走路的平底鞋、布鞋為主，到達辦公室再換穿高跟鞋。

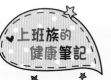

足浴消疲勞

　　經常穿高跟鞋或長時間穿著高跟鞋，容易引起腿部肌肉痠痛、腫脹、乏力或是足跟痛等問題，能夠透過足浴以緩解不適。

　　每晚睡前以足浴泡腳，可以緩解一天疲倦，幫助入睡。以水桶裝37～42℃左右的溫水泡腳，盡量浸泡到小腿，可在水中加入自己喜歡的精油數滴，或是白天喝的綠茶包、紅茶包，甚至是花茶渣。足浴時間以15～30分鐘為佳，不要泡太久，如果感覺頭暈、想吐、胸悶等不適感，就要立即停止。飯前、飯後30分鐘內都不適合做足浴。足浴時可以做足底揉捏，消除足部疲勞。

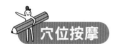

承山穴

　　位置：位於小腿後面正中央，當伸直小腿或足跟上提時，腓腸肌肌腹下出現的尖角凹陷處即是。

　　適用：小腿肚抽筋（腓腸肌痙攣）、腿部或膝蓋勞累、腰背疼痛、腰腿痛。

崑崙穴

位置：位於足外踝後方，外踝尖與跟腱之間的凹陷處。

適用：腰腿疼痛、腳跟腫痛。

太谿穴

位置：位於足內側，內踝後方與腳跟骨筋腱之間的凹陷處。

適用：關節炎、風濕痛、手腳無力、腰背痛、腳跟腫痛。

搭車一族

如果你平常是搭乘大眾運輸工具通勤，在候車或是搭車時，你通常都會做什麼事？有人可能會趁機補眠，有人看書、聽音樂或滑手機，當然也有人是呈現完全的放空發呆狀。

其實這些零碎時間都是累積健康存摺的最好時機，就像銀行零存整付的定存一樣，善用這樣的零碎時間做些活動，就可以為健康存摺存入本錢。

手部運動

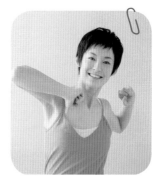

平常用來滑手機、平板的手，改作手掌運動，將能預防手部的慢性重複勞損。現代人的工作、生活都脫離不了電腦與手機，長時間敲鍵盤、寫字、滑手機或平板電腦，雙手容易誘發慢性肌

肉、關節損傷，不妨利用這段時間做做腕關節、手指運動。如果雙手有提包包、電腦等物品，可以趁機做重力訓練。

腿部運動

搭車時，不管是坐著或是站著，都能夠做腿部運動，進而預防下肢腫脹，增強腿部肌肉力量。採用坐姿或站姿時，雙腿要併攏，膝蓋靠攏，如此不但能幫助脂肪燃燒，還能修飾腿部線條。切記，隨時保持正確姿勢，有助於脊柱健康及體態雕塑。

人體採站姿時，身體重心會落在雙腿、雙腳，依靠身體脊椎及周邊肌肉群的張力來支撐胸椎、腰椎及骨盆腔，使得脊柱保持直立。受到地心引力的影響，站立時脊椎承受的壓力約為1倍，若是彎腰拿重物則會高達2倍以上，而錯誤的搬取物品姿勢，又是更高

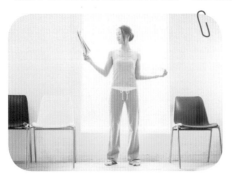

倍數的受壓。所以人們在等公車（捷運）或是在公眾交通工具上，任何需要站著的時候都可以練習正確站姿，藉以矯正錯誤姿勢。

腹部運動

等車或搭車時，不論是坐著或站著，都是練習腹式呼吸的最佳

時機，平常人們的呼吸大多是胸式呼吸，既淺又短，如果經常練習腹式呼吸，不但能緩和情緒，還能按摩腹腔臟器，預防腹部囤積脂肪，一舉數得。

注意事項

◆每天提早出門，預留多點時間，從容到達目的地，甚至早一站下車，就能多走幾步路，增加每天活動量。

◆避免搭車時看書、平板電腦、手機，一方面容易受到干擾而注意力不集中，另一方面則是因為晃動的車身，使得視覺不易聚焦，容易造成視覺疲勞。

◆搭車時應避免睡覺，因為人在睡覺時，頸部肌肉放鬆，如果駕駛緊急煞車，可能會造成頸部損傷。

◆避免長時間站立，如果等公車、搭車時，可以保持膝蓋微彎，雙腳可採輪流交替休息，且須注意骨盆是否位於中央位置（不前傾或後仰）。

◆站立時，不要單肩背或提重物，盡量將物品重量平均分配在左右兩手或兩側肩膀。

開車一族

許多人是駕車通勤，而正確的駕駛姿勢，不只能夠輕鬆操控

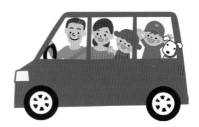

方向盤、儀錶板配備，還能確保駕駛視野無死角，萬一發生撞擊意外事故，也能保護駕駛的頭、頸、軀幹，同時減輕傷害。

座椅調整

目前的車子座椅都有調整高度的功能，依照每個人的身高、體型，調整到舒適又符合人體工學的位置，才能確保行車安全。

高低：座椅距離車頂至少10～15公分，可避免顛頗時撞到頭頂。座椅調太高的視野盲區過大，調太低的視野則太小。

前後：以腳踩踏板踩到底時，膝蓋仍能保持彎曲，且有足夠的

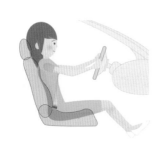

空間變換踩踏板。背部靠在椅背上，頭枕在頭枕上時，上半身與大腿保持大於90度的角度（以120～130度為佳）。雙手手臂伸直放在方向盤上，手腕剛好位於方向盤上，超出一個手掌。

坐姿調整

頭頸部：頭枕需調至適當高度，後腦枕部與頭枕的距離不要超過10公分，頭枕的高度應與耳朵、眼睛在同一水平線上。

開車時，頭頸部應靠在頭枕上，避免受到撞擊時發生頸部回甩，而傷及頸椎。

肩膀：雙肩自然放鬆，開車時不要聳肩，肩關節不要超出耳朵

（別呈現駝背狀）。

　　手臂：雙手握方向盤時，保持手肘微彎，不可太彎也不可過直，要能輕易地操控儀表板及駕駛座周邊的主要裝置。左手握在方向盤大約時鐘9～10點之間的位置，右手放在大約3～4點之間的位置，左手高於右手。

　　腰臀背部：自頸部以下的整個後背部應舒適地平貼在座椅上，臀部應抵至椅背深處，可利用腰靠墊或是毛巾捲輔助支撐腰部曲度。

　　腿與腳部：大腿應舒適地平貼在坐墊上，雙膝微彎，雙腳能夠輕鬆地將踏板踩到底。

注意事項

　　◆早上提早出門，以免路上塞車，耽誤上班時間，若時間安排充裕還能將車子停在距離目的地稍微遠一點的地方，這樣可以多走幾步路，增加活動機會。

　　◆開車之前務必做車輛安全檢查，並且定期維護保養車子。

　　◆車輛要保持清潔，尤其車體為密閉空間，最容易藏汙納垢，而這些也是生活中常見的環境汙染源，因為汽車內苯、甲苯、鉛等來自汽油的揮發性物質，還有汽車芳香劑、抽菸、灰塵等有害物質累積在密閉環境，若是長期吸入將有害健康。

　　◆開車時，避免看汽車電視、平板電腦、手機等數位產品，也不要邊開車邊講電話，一心多用，將無法專心駕車，容易釀災。

通勤族必知防曬

對於通勤族來說，室外的空氣汙染、陽光的紫外線，都是促使皮膚老化的凶手，其中紫外線將導致皮膚老化、粗糙、細紋、曬傷，而黑色素沈澱也會造成皮膚

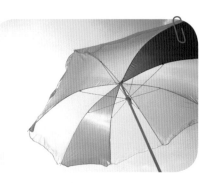

出現黑斑、雀斑，甚至引發皮膚癌。而紫外線所產生的傷害是日積月累的，根據統計，20歲以前所接受的紫外線量約占一生當中紫外線暴露總量的50〜75％，越早做防護（防曬），越能有效降低皮膚病變的發生率，尤其是愛美的女性，平日就必須做好防曬措施。

人體對於紫外線並非完全沒有抵抗能力，而且對於外來的損傷自有一套防禦機制，比方黑色素細胞、維生素、抗氧化劑，這些都是體內的防禦部隊。

很多人相當害怕皮膚變黑或黑色素沉澱，其實這些只是身體正常的自我保護機制，當紫外線照射到皮膚，而表皮黑色素無法消除紫外線，黑色素細胞就會產生更多的黑色素來保護皮膚，並協助抵抗紫外線，而我們所做的適度防曬措施，只是協助這些正常的防禦機制作用，讓肌膚獲得更完善的保護。

認識紫外線

太陽光照射到地球表面時，除了肉眼可見的光線，其實有很多不同波長的光線是人類肉眼看不見的，其中與肌膚年齡有直接關係的就是紫外線。

紫外線是指陽光中波長200～400奈米的光線，依照波長又可分為長、中、短三種，每一種波長對人體的傷害各有不同，輕則使皮膚曬紅、曬傷，重則會產生癌症。因此，仔細了解紫外線並有效地防護，便是保養開始的第一步！

UVA長波紫外線

波長320～400奈米，穿透力最強，可穿透雲層、玻璃進入室內及車內，也可穿透皮膚的真皮層，造成皮膚曬紅、曬傷。

UVA到達地球表面的量是UVB的100倍，過去人們大多把防曬的焦點放在UVB，因為UVB的曬傷會在日曬後立即出現，但是近年來研究發現，UVA會加強UVB對皮膚的傷害力，促使皮膚產生長期、慢性和持久性傷害，是皮膚鬆弛、老化，產生皺紋、斑點的主因，故稱為老化光。UVA又可細分為兩種：UVA－1和UVA－2。

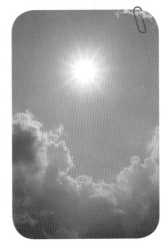

UVA—1：波長約為340～400奈米，穿透力最強，可達到皮膚最深層的真皮層，對皮膚的傷害性最大，像是鬆弛、皺紋、失去彈性、黑色素沉澱等代表肌膚老化現象的皮膚問題，幾乎都是由UVA—1所造成的。

UVA—2：波長約為320～340奈米，穿透力較UVB深，容易使皮膚曬傷，引起發紅、發痛，還會造成日光性角化症（俗稱老人斑）並使肌膚失去透明感與光澤度。

UVB中波紫外線

波長約為280～320奈米，大部分的UVB會被平流層的臭氧所吸收，約占紫外線到達地表比例的2～5%。

UVB引起曬傷及皮膚紅腫熱痛的作用約為UVA的1000倍，由於產生傷害的速度較快，又稱為燃燒光。UVB還會使皮膚角質層增厚、暗沉、變乾，並引起眼睛角膜發炎，同時也是致癌性最強的光線。

UVC短波紫外線

波長約為100～280奈米，它的波長雖短，但能量最強，危害皮膚的效果最強，可被臭氧層所阻隔，故不會到達地球表面，而不會直接損害人體肌膚。不過，近年來臭氧層遭到破壞，因此UVC對人體造成的損害也逐漸受到大家的重視。

紫外線分級指數

目前環保署與中央氣象局紫外線指數（UVI）分級指數：低量級（0～2）、中量級（3～5）、高量級（6～7）、過量級（8～10）、危險級（11+）。

防曬品的分類

一般的防曬產品依照防曬原理，可以分為「化學性」、「物理性」及「混合型」三大類。

化學性防曬品

主要是利用化學物質被皮膚吸收後，直接吸收紫外線的方式，紫外線和化學防曬品結合後，中和其輻射能量，將其轉換成不傷害皮膚的物質，減輕紫外線對皮膚的直接傷害。優點是質地較為清爽、容易推開、比較不會有油膩感。缺點是化學成分如果濃度過高，容易導致皮膚過敏。

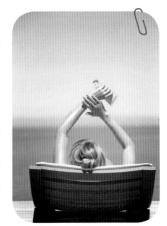

防曬品的化學成分

　　化學性防曬品內含多種化學成分，可能
會導致過敏甚至引起女性荷爾蒙紊亂，因此在選擇這類產
品時，務必留意產品是否含有以下幾種成分。

1 對氨基苯甲酸鹽（Octyl Dimethy PABA），此成分容易
　引起皮膚過敏，也可能會釋放出致癌的亞硝胺類。

2 對胺基安息香酸（Para Amino Benzoic Acid），此成分
　容易引起過敏反應，現在已經很少使用。

3 二苯甲酮（Dioxybenzone）、二甲基氨基苯甲酸
　（Padimate-O）等二苯酮類成分，經常用在防曬乳、
　保養品中，這類成分經由肌膚進入血液循環後，會模擬
　女性的雌激素作用，可能會造成子宮內膜異位症發生。
　也有研究指出，二苯甲酮會被皮膚吸收，產生自由基游
　離，可能會衍變成光致癌物，攻擊細胞中的DNA，誘
　發惡性的黑色素細胞腫瘤，這一種皮膚癌變的死亡率極
　高，末期存活率僅剩9～15%。

物理性防曬品

　　主要是利用氧化鋅和二氧化鈦等成分，將陽光和紫外線反射回
去，類似以不透光的物質來遮蔽陽光，進而達到阻隔紫外線的作

用。其優點是成分天然，溫和不刺激，適用於眼睛、嘴唇周圍，萬一不小心流汗，也不會刺激眼睛，適合孩童及敏感性肌膚。而缺點則是較油，不易推開，而且擦在皮膚上，易使膚色偏白。

混合型防曬品

目前市售的防曬品大多為物理性及化學性混合型，不僅適合一般膚質，且兼具抗UVA、UVB、IR（紅外線）等全效性防護。這類防曬品綜合了化學性和物理性防曬品的優

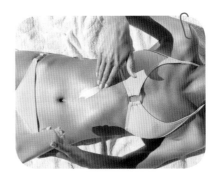

缺點，所以適合介意物理性防曬品擦起來皮膚偏白的人，又兼有質地清爽、不油膩的好處，而且它的化學成分濃度較低，不過，對於極度敏感性肌膚，還是不建議使用，以免導致皮膚過敏。

值得注意的是，不管選擇哪一類型的防曬品，還是要針對膚質及肌膚健康狀態來做選擇，當皮膚出現紅、腫、熱、痛、疹子等不適現象，務必暫停使用保養品、化妝品，並尋求專業醫師來解決問題。

認識防曬品的標示

市面上的防曬品種類玲瑯滿目，尤其到了夏天，各式各樣防曬

產品推陳出新，不僅劑型不同，有粉狀、液狀、泡沫狀、噴霧狀、霜狀，許多保養品、彩妝也強調有防曬功能，這麼多的產品還有各種不同的防曬指標，究竟該如何區辨與選擇適合自己的產品呢？

根據前文，讀者應該已經知道紫外線有兩種波長可以穿透大氣層到達地表，那就是UVA、UVB，而市面上的防曬品也根據這兩種波長的防護效果做了不同的係數指標，以下要介紹防曬品上的標示。

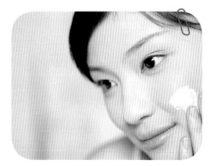

抗UVB指標

UVB主要會造成皮膚曬紅、曬傷，根據美國研究指出，黃種人較不易曬傷，但是容易曬黑，而抗UVB之防曬指標僅能提供預防曬傷的防護時間，並不代表具有預防曬黑之效果。

SPF通常做為抗UVB的效果指標。SPF是指在天然光線或人工光線的照射下，皮膚受到防曬品保護時產生曬紅現象的最少紫外線量（Minimal Erythema Dose, MED），與無防曬品保護時皮膚曬紅的最少紫外線量之比值。舉例來說，如果你平常曬10分鐘皮膚會變紅，使用SPF15的防曬品，可以使皮膚曬紅時間延長15倍，也就是當皮膚暴曬150分鐘就會變紅，所以大約2小時內就需要補擦防曬品，以延長曬紅時間。

SPF選擇指標

一般的日常生活，或者在室內、陰天，只要選擇SPF15～30的防曬品即可，若是在夏天，或者長時間暴露於日光下，像是海邊、沙灘、河邊、高地、柏油路等地，則要選擇SPF30～50的防曬品。

須特別注意的是，行政院衛生署日前已公告SPF防曬係數標示值的最大上限為50，而所測得之防曬係數高於50者，則以「SPF 50+或SPF 50 Plus」標示之。

此外，許多專家建議將SPF的數值乘上10～20作為防曬品的防護時間，其實這是錯誤的計算方式。舉例來說，如果平常曬10分鐘皮膚就會發紅，使用SFP15之防曬品作用時間應為10×15=150（分鐘），若以15乘上10～20，則變150～300分鐘，這中間存在極大了落差，可能會因為防曬品補擦不及而曬傷，務必留意。以下列出SPF與紫外線阻隔率，供讀者參考。

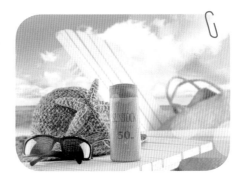

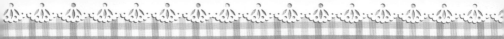

SPF與紫外線阻隔率

SPF	阻隔率
2	50.0%
4	75.0%
8	87.5%
10	90.0%
15	93.3%
20	95.0%
30	96.7%
50	98.0%
60	98.3%

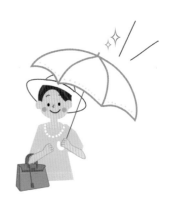

IP（Indicia Protection）選擇指標

　　IP也是針對UVB的防護係數指標，只是通常為歐洲地區所使用，其代換方式為IP×2=SPF。

抗UVA指標

　　UVA是造成皮膚老化、病變的主要因素，因此現在的防曬品越來越重視UVA的防護。UVA對肌膚的傷害屬於長期兼慢性，較難以做量化計算，所以通常用「效果」倍數來標示。千萬要記得，只有標示抗UVA指標的防曬品才具有預防曬黑的功能。

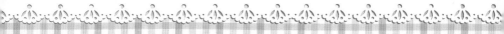

PA（Protection grade of UVA）

從英文字義就可以知道這是針對抗UVA的防護係數指標，為日本所採用之指標，過去台灣也依此方式來標示防護UVA指標。

PA+：有效（延緩皮膚曬黑時間達2～4倍）。

PA++：相當有效（延緩皮膚曬黑時間達4～8倍）。

PA+++：非常有效（延緩皮膚曬黑時間8倍以上）。值得注意的是，+++為上限，表示可抵擋約90%的UVA。

PPD（Persistent Pigment Darkening）

PPD為歐洲所採用的抗UVA指標，又稱為持續性黑色素沉澱指數，是指在紫外線照射下2小時後所測出的色素沉澱指數，最能反映出防曬產品對於UVA所產生的長期曬黑效果。PPD 2～4為輕度防護，PPD 4～8為中度防護，而PPD＞8則為高度防護。

PFA（Protection Factor of UVA）

PFA為法國對於抗UVA的指標。PFA2～4為輕度防護，PFA4～8為中度防護，而PFA＞8則為高度防護。

抗UVA指標

防護等級	PA	PPD	PFA
輕度	PA+	PPD 2～4	PFA 2～4
中度	PA++	PPD 4～8	PFA 4～8
高度	PA+++	PPD ＞8	PFA ＞8

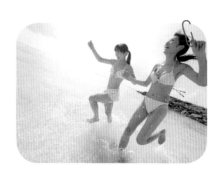

防水指標

　　針對夏天從事水上活動，或是皮膚容易出汗的人，防曬產品經常會被水或汗液沖失，而失去防護功能，因此建議選用具有防水功能之防曬品。

　　近年來，美國FDA公布新的防曬保養品規範規定，防曬產品若不具備抗水性，必須標示並建議消費者游泳或流汗時需使用抗水防曬產品，而具有抗水性之產品，則須標明經過標準測試，能提供游泳或流汗時，40～80分鐘的保護。

辨識化妝品標示

　　衛生署對於化妝品之管理分為兩種，一種為含有醫療或毒劇藥品的化妝品，即所謂「含藥化妝品」，另一種為未含有醫療或毒劇藥品化妝品，又稱「一般化妝品」。

1 一般化妝品無須向衛生署申請備查，外包裝標示須依規定，標示：廠名、廠址、品名、全成分、用途、用法、重量或容量、批號或出廠日期、有效期限或保存期限，輸入者，並應載明輸入廠商之名稱、地址等事項，且不

得誇大或宣稱療效之標示。

2 含藥化妝品須向衛生署辦理查驗登記，經核准並發給許可證後，始得製造或輸入。除了產品標示，也可以從廣告中分辨此項產品是否合法，因為化妝品廣告必須事先申請審查，審查通過的廣告會有「廣告許可字號」，所以讀者也可以從廣告內容是否加上許可字號，來作為辨識，以下提供標示範例。

國內製造者，應標示衛署妝製字第XXXXXX號（6碼）。
國外進口者，應標示衛署妝輸字第XXXXXX號（6碼）。
大陸進口者，應標示衛署妝（陸）輸字第XXXXXX號（6碼）。

防曬的正確觀念

1 避免在上午10點至下午3點之間，直接暴露在陽光下（尤其是夏天）。

2 外出時，可以用遮蔽方式進行防曬，例如撐陽傘、戴帽子、戴太陽眼鏡，穿淡色長袖衣服防曬。

3 塗抹適當防曬產品，以防止肌膚曬傷及曬黑。不論晴天雨天，室內室外，紫外線是無所不在的，所以必須每天使用防曬品。

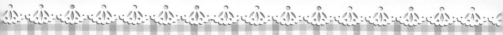

4 一般的日常保養選用SPF15的防曬產品即可，若須長時間暴露在陽光下，則可選擇SPF30以上的防曬品，以因應不同場合的需要。依個人膚質來選購具有衛生署許可字號及完整產品標示的防曬產品。

5 平常大約每2～3小時補擦一次防曬品，在戶外或者夏天須每隔1小時擦一次，如果有流汗或碰水，則補擦頻率要更密集。

隨時隨地 Q&A

Q 防曬產品擦得越厚，則防曬效果越好？

A 防曬產品塗抹太薄的確無法達到預期的防曬效果，但是如果塗得過厚，更有可能造成毛孔阻塞，而誘發粉刺、青春痘等問題。此外，根據最新研究顯示，防曬品塗抹過多，反而會干擾皮膚產生具有抗紫外線作用的麥拉寧黑色素。因此，適量及定時補擦防曬品，才是最經濟有效的使用方式。

一般來說，防曬乳的塗抹量，大約是$2mg/cm^2$，就能達到防曬乳所聲稱的防曬係數。如果是塗抹在臉部，不妨選用質地較為清爽且適合自己膚質的產品，使用時將防曬乳分別點在額頭、鼻頭、兩頰、顴骨、下巴，每點的量約為1～2顆米粒大小，只要輕輕將防曬乳推開，就可以達到防曬效果。

Q 防曬產品的SPF指標越高，效果越好？

A 選擇防曬產品必須根據個人膚質、氣候、活動狀態，比方夏天、秋冬所需要的防曬係數就不一樣，此外，防曬產品的用量還需要根據在陽光下暴露的時間長短來調整，如果暴露時間長，則需要經常補擦防曬品，SPF也應選擇數值較高者。須特別注意的是，防曬產品的組成大多為脂溶性物質，防曬係數越高，產品本身會越油膩，長時間使用容易造成毛孔阻塞，若本身又是過敏性皮膚，可能會導致接觸性皮膚炎。

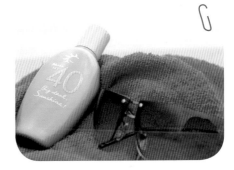

Q 冬天或陰天就不需要防曬了嗎？

A 許多人認為只要在夏天或者外出再防曬即可，事實上，就算不是大晴天，雲層雖然可以遮擋紅外線，但紫外線仍可穿透雲層。根據統計，陰天的天空仍有大約50～60％的紫外線，而雨天則有30％左右，這些紫外線經過長時間累積，仍會使皮膚受到傷害，因此不管是什麼季節，有無太陽，陽光是否強烈，在室內或室外都要做適當的防曬措施，只是根據不同狀況所需要的防曬產品，以及補擦時間略有不同。

Q 是否在室外才需要使用防曬品？

A 外出要防曬已經是大家都很熟悉的事，但是有70～80%的女性不知道在室內也需要防曬。紫外線中的長波UVA穿透力非常強，可以穿透臭氧層、玻璃進入車內、室內，所以很多坐在窗邊的上班族特別容易變黑，如果你經常開車，一定也會發現自己的左手臂明顯比右手臂要黑，這都是因為UVA所產生的傷害時間較長，是一種慢性的皮膚損傷。

此外，人們很容易忽略上班時接觸的電腦螢幕、日光燈、省電燈泡，如果你的辦公環境或居家使用鹵素燈、投射燈，那麼紫外線又更強。或許室內的紫外線不如室外的陽光強烈，但還是有可能造成紫外線長期累積，導致皮膚加速老化，故建議您在室內仍應做適度的防曬。

舉例來說，如果在室內使用水銀燈、太陽燈、捕蚊燈、紫外線殺菌燈，也需要做防曬措施。

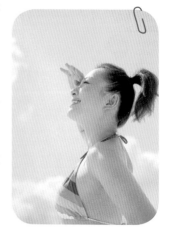

Q 臉部與身體的防曬產品可以共用嗎？

A 雖然現在市面上許多產品標榜臉部及身體共用，筆者還是建議讀者要區隔。使用在臉部的防曬品建議選用

「物理性防曬品」，可以避免臉部肌膚受到化學物質刺激。而使用在身體大面積的防曬品則可選用「化學性防曬品」。

提醒讀者，所有暴露在陽光底下的肌膚都應該要擦防曬品，比方頸部後側、肩膀、手背和腳背等部位，此外，嘴唇也應塗上具有防曬作用的護唇膏。

Q 防曬乳和隔離霜到底有什麼不同？是否擦了隔離霜就不用防曬？還是夏天才需要多擦一道防曬產品？如果彩妝品上有標示SPF，是否就不需要再做防曬？

A 近年來，許多美妝保養品，都講求多功能，所以市面上有BB霜加防曬、隔離霜加防曬、粉底霜加防曬、粉餅也加防曬成分，面對這些玲瑯滿目的產品，經常讓人感到疑惑與混淆。

許多人以為擦了隔離霜就有防曬功能，事實上，防曬與隔離大不相同。隔離霜通常又稱作打底霜或粉底霜，主要作為妝前定妝之用，讓皮膚比較容易上妝，如果隔離霜本身沒有註明任何防曬係數，就必須另外擦防曬品。

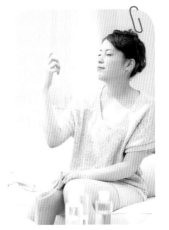

很多人為了省事，選擇多功能的保養品，以為粉餅添加保養品、防曬品，就可以把前面步驟省略而直接上粉餅，

其實，真正要達到最佳的保養效果，任何一個步驟都不可以偷懶，而產品也應該盡量選用只有單一功能的效果較佳。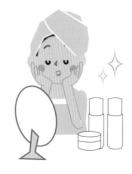

每種保養品、彩妝品質地與成分不同，吸收度也不同，如果讀者偷懶，而把乳霜混合防曬品一起擦，其中某些成分也許會互相抵銷，甚至產生化學變化。因此，最好等產品充分吸收，再進行下一步驟，以免臉部肌膚變成敏感肌，反而會產生更多不必要的困擾。

保養品使用步驟口訣：水→膠→乳→霜。所有女性都應有這些基本認識，而保養品質地通常是越乾的會越晚使用。

Q 如果防曬乳的防曬係數是SPF30，粉底是SPF15，兩者加起來是不是就有SPF45的防曬係數呢？

A 防曬係數是無法累計的，通常以最高值為主，如果讀者同時使用兩種以上具有防曬功能的產品，例如防曬乳是SPF30，粉底為SPF15，那麼防曬係數就只有SPF30。

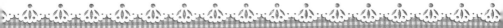

通勤健身操

上班族總是有許多藉口和理由來逃避運動，其實善用零碎時間運動，不僅不會影響平時的生活步調，還能促進身體的新陳代謝，下面介紹的運動就是通勤時也可以做的健身操。

1 採取站立姿勢，以單手扶牆或椅子，背部挺直。

point
彎曲腳的大腿挺直，不可前曲。

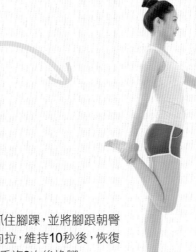

2 用手抓住腳踝，並將腳跟朝臀部方向拉，維持10秒後，恢復站姿，重複3次後換腳。

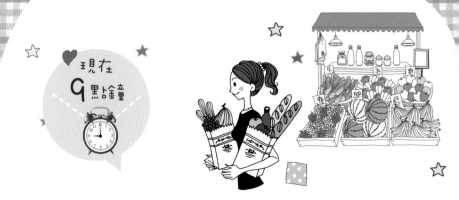

辦公室安全嗎？

　　你曾經想過嗎？為什麼在辦公室待上一整天，會感覺越來越疲憊？難道只是因為工作壓力太大嗎？辦公室的同事們為什麼老是輪流生病呢？

　　上班族每天約有80～90％的時間是在室內度過，其中待在辦公室的時間占了50～60％。而現在建築物多數為密閉空間，如果室內的空氣不流通，汙染物容易蓄積在辦公室，而導致室內空氣品質惡化。長時間待在惡劣的環境中，很容易產生頭痛、眼睛癢、鼻子癢、咽喉感染、過敏、感冒、皮膚搔癢、疲勞、倦怠、注意力不集中等現象，不過，一離開辦公室，許多症狀立即獲得改善。目前針對這種現象有了新的名稱──「病態建築症候群」。

　　世界衛生組織（WHO）於1982

年將其定義爲：「凡因建築物內空氣汙染而導致人體發生異常症狀，如神經毒性症狀（含眼、鼻、喉頭感到刺激等），過敏反應、氣喘、咳嗽、打噴嚏等非特異性症狀，嗅覺或味覺不適，皮膚或黏膜出現刺激。」

由此可知，若你經常感到莫名疲倦、過敏、頭痛、感冒、打噴嚏、咳嗽，老是掛病號都沒辦法改善，或許你只是暫時出現「病態建築症候群」的症狀。其中環境汙染物的主要來源有下列幾種：

室外空氣汙染源

室外的空氣汙染源主要是交通運輸工具排放廢棄物，或是餐飲業等工商活動所產生的空氣汙染物。一般來說，這些室外的空氣會藉由自然或機械通風而進入室內，促使室內空氣品質受到影響。

建築材料

室內裝潢經常使用到的合板與隔板，需要使用樹脂接合劑，這些材料大多含有甲醛，可能會刺激皮膚及黏膜。而裝潢時使用的油漆塗料，同樣含有甲醛等揮發性有機物，若是長期吸入，將會刺激黏膜。

清潔類產品

使用殺蟲劑、清潔劑、立可白等清潔用品，空氣中也會殘留甲

醛等揮發性有機物。

生物性汙染源

潮濕或不常清潔打掃的地方，如廁所、茶水間，容易滋生黴菌、霉、真菌、細菌、病毒、塵蟎等生物。

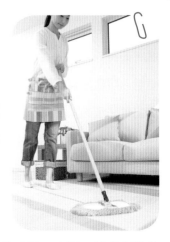

其他來源

人類呼吸所產生的二氧化碳，掉落的毛髮、皮屑，抽菸釋放的尼古丁、一氧化碳、二氧化碳、乙醛、丙酮、焦油，室內盆栽植物所產生的花粉，也是室內空氣汙染的來源。

臭氧

大氣層中的臭氧層對於保護地球生態非常重要，因為臭氧層能夠吸收太陽光大部分的紫外線，避免地球上的生物受到紫外線的傷害。臭氧的活性強，有股魚腥味，可用來殺菌，但是直接吸入可能會危害人體健康。

危害：刺激呼吸系統，引起咳嗽、氣喘、呼吸道炎症及頭痛，會使得肺功能降低，減弱傳染病及毒素的抵抗力，嚴重時甚至會引發肺水腫。

來源：凡是使用紫外線或者能夠導致空氣離子化的設備都可能

產生臭氧。最常見的主要來源是臭氧空氣清淨機以及事務機器（如影印機、雷射印表機、傳真機）。

預防：放置事務機器（尤其是影印機）的空間必須通風良好，與人的距離保持在1公尺以上。使用臭氧空氣清淨機及事務機器時，要定期更換濾網與清潔、保養。

甲醛

甲醛是一種無色易溶的刺激性氣體，可經由呼吸道吸收，其水溶液（即「福馬林」）將會透過消化道被人體吸收，而甲醛已被證實為具有危險性的致癌物質。

危害：甲醛對於皮膚及黏膜具有刺激性作用，故接觸甲醛的皮膚可能會引起過敏，嚴重者甚至會導致肝炎、肺炎及腎臟損害。長期吸入低劑量甲醛可能引發慢性呼吸道疾病、結膜炎、咽喉炎、哮喘、支氣管炎等疾病。

長期接觸低劑量的甲醛也會使得女性月經紊亂，或造成胎兒染色體異常。甲醛還可能導致畸胎、致癌作用。高濃度的甲醛對於神經系統、免疫系統、肝臟等都有毒害。根據流行病學調查，長時間接觸甲醛的人，罹患呼吸系統（鼻腔、口腔、咽喉）、皮膚和消化系統的癌症機率較高。

來源：甲醛通常來自於家具製造過程中所使用的黏著劑、油漆、染料等，其中會添加甲醇、異氰化合物等化學品，這些化學品

雖然能達到持久及防蛀效果，若使用過量卻會對人體造成某種程度的傷害。除此之外，室內鋪設的化纖地毯，或是使用木屑纖維板製造的木質家具、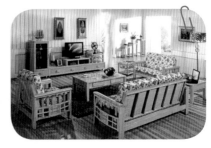複合板等，都會慢慢釋放出少量的甲醛氣體。

　　預防：選用實心的木製家具或室內裝潢，或者使用綠建材標章的塗料或油漆。另外，保持室內通風、空氣流通，尤其是新添家具、搬遷新辦公室、重新裝潢整修辦公室時，一定要打開窗戶，讓空氣流通，降低空氣中的甲醛量。

如何預防「病態建築症候群」？

改善室內通風或空調系統

　　良好的通風系統是維持室內空氣品質最直接且有效的方法。大多數的辦公室都是密閉空間，且採用中央空調，所以窗戶通常是緊閉的，不論室外氣溫高還是低，盡量讓窗戶留些縫隙，保持空氣流通，尤其是一早到辦公室，就要馬上打開窗戶，讓悶了一晚的髒空氣充分流通。

　　室內的通風系統必須隨著使用人數、熱源和汙染源配置，而重新調校及調整。空調通風設備則要經常清潔維護，特別是出風口，

更要加強清潔。此外，在辦公設備密集的區域則要加強通風，並將事務機器（印表機、影印機、傳真機等）統一在固定區域，裡面最好要有對外窗，可加上排氣設備，以減少粉塵，而人員座位安排也要遠離這些高汙染來源。

另外，利用空氣清淨機來清除室內空氣汙染源，可以使得汙染物不致擴散或累積。目前市售的空氣清淨機大多能夠有效地去除部分懸浮在空氣中的微粒，特別是一些細小微粒，例如：香菸微粒、炒菜油煙等。

選擇低汙染的綠色建材、塗料、家具

目前許多研究都指出，存在建材、裝潢、家具中的許多化學製劑，長期釋放出揮發性物質，如甲醛，這些揮發性的化學成分，經由呼吸、皮膚進入體內，會產生細胞病理變化，可能誘發各種癌症。而根本解決之道就是盡量選擇低汙染的綠色建材、塗料及家具。

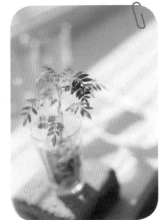

植物綠化室內

許多研究顯示，在室內擺放綠色植物，是改善「病態建築物症候群」（SBS）的最佳方式。因為植物本身的葉片具有吸附灰塵、二氧化碳及揮發性

有機化合物（VOCs），以及抑制微生物的作用，同時還能維持室內空氣濕度，可以說是最佳的天然空氣清淨機。

此外，綠色植物還可以美化空間，優化視覺，讓人們腦內的 α 波振幅較明顯，有助於放鬆緊張情緒，可舒緩壓力與疲勞，並提高工作注意力。

布置合理舒適的工作環境

人們一天有將近8～9小時以上的時間待在辦公室，甚至比睡覺的時間還久，為了自己的身心健康著想，一定要在這方塊格局裡，安排舒適又符合人體工學的工作動線。

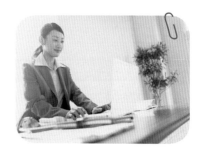

許多人的辦公桌擺滿了個人物品，雖然取用便利，但是太過雜亂無章的環境，很容易讓人分心，若想要專注在當下，最重要的其實是環境的簡潔。

檢視你的辦公環境

你的辦公桌椅是否符合人體工學

人們一天有三分之一的時間要與辦公桌椅相處，而一套不符合人體工學的辦公座位，也許就是引發職業傷害的原因。

不合理的辦公環境，可能會讓你產生下列疾病：頸椎症候群、脊椎椎間盤突出、肌腱炎、筋膜炎、纖維肌痛、重複性勞損、肥胖、靜脈曲張、靜脈血栓等。

你總是在辦公桌上做工作以外的事

上班族幾乎在辦公桌上解決所有的事，例如吃飯、喝飲料、午睡等。不過，這些行為潛藏著健康隱憂，因為辦公桌上通常都有電腦設備，而鍵盤、滑鼠最容易藏汙納垢，如果在這裡用餐、喝飲料，很容易就把細菌一塊吃下肚。而電腦及螢幕的輻射，對於人體健康的影響也很大。

辦公桌上總是擺滿與工作無關的物品

許多人的辦公桌面除了辦公用的文件資料以外，還擺滿了裝飾品、魚缸、鏡子等，其實，越雜亂的環境，堆積細菌灰塵的死角越多，而且也會影響上班心情，隨時管理自己的辦公環境，不僅能讓自己的心情愉悅，也能大幅提升工作效率。

辦公桌正確坐姿

◆肩膀不可以聳起，而且要自然放鬆，兩側肩膀保持在同一水平線上。

◆手臂自然下垂，手臂、手腕必須有足夠的支撐點，而且不可懸空，手腕操作滑鼠時，也要適度支撐。

◆手肘呈90度，前臂、手腕、手掌與鍵盤、滑鼠保持在同一水

平面。

◆身體不可過度前傾，不駝背，上半身維持正常生理曲度，頸部、胸部向前凸出，臀部、薦椎向後凸。（注意！由身體側面觀察，耳朵的外耳道、肩關節、髖關節必須保持在同一直線上，且與地面垂直。）

◆眼睛與螢幕距離50～75公分以上，眼睛視線以20度角向下落在螢幕正中央，螢幕比眼睛略低10～15公分。

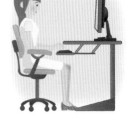

◆臀部、大腿保持90～130度，大腿與地面平行。

◆大腿、小腿呈現90度，腳掌可以舒適地踏在地面上。（注意！膝蓋可略高於大腿，但不要頂到桌子。）

通常在辦公室，我們無法選擇自己的座椅、桌子高度，但是可以利用一些輔助道具DIY，將桌椅打造成適合自身體型且符合人體工學的合理辦公環境。

根據上述的必備條件，你可以開始動手微調自己的工作環境。

座椅調整

◆座椅高度必須根據個人身高與辦公桌高度調整。椅子太高，容易使身體不自覺向前傾，增加頸部受力；椅子太低，使得手臂、肩膀必須向上提，長時間會造成肩、頸肌肉損傷。如果你的座椅並

非可調式，應該增加椅墊或是墊高辦公桌來改變桌椅高度。（提醒！桌面與地面之間要有足夠的空間與高度，讓雙腿可以舒適活動。桌面不要碰到大腿或膝蓋，而雙腳能夠踏在地面上。）

◆利用腰墊、小毛巾調整椅背，使背部、腰部有良好的支撐點，協助身體維持自然的生理曲度。

◆坐墊前緣最好微微向下傾，以免卡住膝蓋，妨礙血液循環。

◆如果座椅沒有扶手，操作電腦鍵盤與書寫時，要將手肘放在桌面上，避免手臂懸空。（提醒！許多人因為手臂放在桌面上操作電腦鍵盤，使得身體不自覺往前傾，這時候應該將座椅向前移動，讓身體靠近桌緣，以免頭部過度上揚而使頸椎曲度變直。）

桌面擺設

◆鍵盤與螢幕最好放在身體正前方，並與中軸線垂直。鍵盤、滑鼠應放在輕鬆執行區內，以減少身體扭曲的情形。

◆文件、檔案、電話等常用物品，應該放在手臂伸直即可取得的位置。也就是以手臂為半徑的半圓內，可放置常用物品，就能避免身體過度扭轉；如果要拿取距離較遠的物品時，務必站起來離開座椅去拿，隨時都應注意自己的生理曲度是否被過度扭曲。

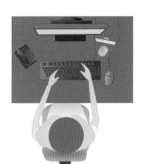

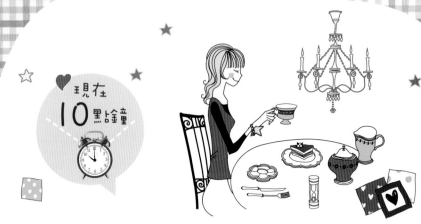

喝水的好處

喝水這件事看起來很簡單，但其實也是一件很講究的事。你喝對了嗎？喝夠了嗎？許多資訊都說每人每天要喝8大杯水，但你知道這代表的意義嗎？

許多養生書籍、健康資訊都提倡起床要先喝一大杯水，不過，要喝什麼樣的水，也有各種主張，比方蜂蜜水、檸檬水、鹽水、溫水等，但不管是什麼樣的水，訴求的重點都差不多，例如沖淡血液濃稠度、潤滑腸胃道、排毒、預防結石等功效。

水是構成細胞的主要成分，年齡越小，體內的水分含量則越高，幼童大約占70～80％，成人大約占60～70％，老年人的體內大約只有50％是水分。由此可知，體內的水分隨著年齡增加而減少，人們的老化與水分含量減

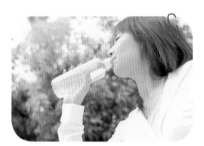

少有絕對的關係，比方皮膚皺紋、乾燥、粗糙、斑點，眼睛乾澀、發癢、流淚，關節退化發炎、脊椎間盤突出等，都與水分流失有關。

水的主要作用

筆者所提到的「水」，若以西醫術語來說是「體液」，中醫則稱爲「津液」，其中包含了身體各細胞組織間的液體、血液、淋巴液等，所以水分是維護人體細胞組織的基本成分，也是人體含量最豐富的營養要素。

嚴格來說，人體內各種功能都和水脫離不了關係。

調節體溫

當大自然的氣溫改變時，體內水分也會隨之產生變化，促使體溫得以維持平衡。氣溫低時，血管會收縮，減少血液流至皮膚，水分就不會從皮膚毛孔排出；反之，氣溫變高時，血管舒張，血流量變大，水分也就容易隨著皮膚毛孔排出，且具有散熱功能。

以同樣的道理來理解發燒現象，當體溫過高時，身體會大量出汗，藉以排除體內過多的熱能，此時，務必要多喝水，恢復體內的水分平衡。

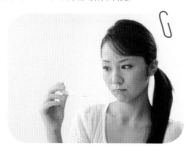

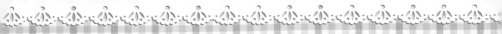

維持體內環境平衡

體液包含水分與電解質，而電解質與神經傳導、肌肉運動等關係極為密切。電解質同時也是維持體內環境酸鹼平衡的重要因素，如果電解質失衡，水分含量與酸鹼度也會失去平衡，進而影響身體的機能運作。

運送養分及氧氣

水是很好的載體，藉由血液循環系統，能夠將食物轉化成營養素，有效運送到身體各部位，使得身體每一部分的器官組織都能正常運作。

排除代謝廢物

人體經過新陳代謝所產生的廢物，利用血液循環系統，可輸送到皮膚、腎臟、肺部等器官，藉由排汗、排尿、排便以及呼吸來排出體外。

促進食物消化吸收

從口腔攝取的大量食物，必須通過口腔、咽喉、食道、胃、小腸、大腸，最後到達直腸、肛門排出體外，這麼長的管腔旅程，必須

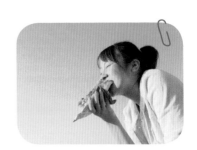

依靠大量的水分作為滋潤，同時利用消化液裡的消化酵素來幫助食物分解成可供利用的營養素。

肢體關節潤滑

人類身體的關節腔內也有很多水分（關節液），如果人體缺少關節液作為潤滑，那麼活動時骨頭之間就會互相摩擦，不僅會影響活動的靈活性，也會使得骨頭提早磨耗退化。

身體缺水的健康隱憂

當人體內的水分流失達體重的2％，就會感覺口渴，如果每天流失占體重10％的水分，將會出現健康隱憂，甚至產生疾病。

頭痛：人體的大腦中含有75％的水分，因此只要出現稍微缺水的情況，就有可能引發頭痛。

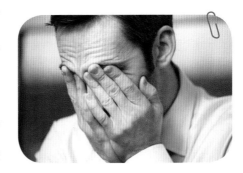

注意力不集中：經常難以集中精神，而身體容易感到疲勞，這是因為體內含有過多的毒素，但體內的水分不足以排除毒素所導致。

尿少或便祕：若是人體缺水時，尿液的排出量將減少或尿液顏色比較深，還會出現便祕或排便不順的症狀。

口臭：舌苔變厚或有口臭。

乾燥：口乾舌燥，唾液減少，嘴脣容易乾裂、脫皮或口角破皮；肌肉可能會出現抽筋的現象。肌膚失去光滑與彈性，或是容易脫皮、脫屑；頭髮乾燥、分岔，易斷，沒有光澤。

眼睛無神：眼睛會出現眼窩凹陷的情形，或者是眼睛四周及眼睛下方的肌膚會呈現較深的顏色（黑眼圈）。

水分過多的健康隱憂

一般人都知道缺水可能會危害健康，事實上，如果水分攝取過多，或是喝水方式錯誤，也會導致身體出現異狀。

低血鈉症（水中毒）

水中毒是一種因爲人體攝取過量水分而產生脫水、低鈉的症狀，即西醫所謂低血鈉症。通常發生在大量流汗後又大量補充水分，或是不當補充過量水分，超過了腎臟的利尿速度16ml/min，而體內無法排除的多餘水分，會使得電解質過度排出，水分將被回吸至細胞，促使細胞膨脹，產生慢性水中毒。

如果血鈉低於130mEq/L會出現輕度的疲勞感，低於120mEq/L會開始出現頭痛、嘔吐或其他精神症狀，低於110mEq/L時，除了性格變化，還會出現痙攣、嗜睡等意識變化，若低於100mEq/L，則會出現神經訊號的傳送受阻，導致呼吸困難，甚至死亡。

一天到底需要喝多少水？

經常聽到健康宣導說明每天必須喝八杯水，但是這八杯水量究竟是多少？有些數據表示每天至少要喝2000毫升，甚至有人說要喝3000毫升，人體一天到底需要補充多少水分呢？

每天身體所需的水量，會受到個人的健康狀態、活動量、環境、氣候等因素影響而有所不同。雖然身體會從呼吸、皮膚、尿液方式等排出水分，但是飲食以及身體代謝也會產生一些水分，所以到底需要額外補充多少水分？有個原則是讀者可以掌握的，那就是進跟出（消耗跟攝取）一定要維持平衡，也就是說，身體需要多少，就補充多少。例如你在夏天跑了操場五圈，流了很多汗，那麼當天就要多喝水來補充流失的水分。

喝水和攝取熱量一樣，必須根據個人需求來微調，每天的水分攝取量，要能夠補充經由肺、皮膚、腎臟及腸道所排出的水分，如果你從飲食中攝取的食物含水量不足，也必須補充水分。

以下列出關於人體的水分消耗管道，以及水分的攝取來源，供讀者參考。

水分消耗管道與攝取來源

水分消耗管道	水分攝取來源
尿液，約消耗1400毫升。	食物，約900～1000毫升。
皮膚（汗液），約消耗600～700毫升。	食物在體內代謝產生水分，約300毫升。
呼吸，約消耗300毫升。	飲水（飲料），約1200毫升。
糞便，約消耗100毫升。	

　　從上表可以大致估算，每天排出體外的水分大約是2500毫升，所以很多人主張至少要喝2000毫升以上的開水，但是從上方的右邊表格可以看到，其實我們每天三餐所吃的食物，包含主食、蔬菜、水果，尤其是蔬果類含水量至少占80～90%，甚至蛋類、魚類、肉類也都含有70%以上的水分，如果你喝粥、喝湯、牛奶，這些食物水分含量又更多，粗估每餐至少可以攝入300～400毫升的水分。此外，人體水分大多在腸道被吸收，食物從口腔一路到大腸段，途中有很多分泌腺體會分泌消化液，如唾液、胃液、膽汁、胰液等，而且食物經過氧化分解也可以產生水分，有鑑於此，每天不一定要喝足2000毫升以上的水，因為食物中也能攝取到水分。

　　由於每個人的體型、健康狀態、運動量、飲食等各種狀態不一樣，不能用籠統的幾杯水或是幾毫升去界定每天的水分需求，如果身體沒有代謝方面的疾病或是水分限制的問題，每天的水分建議攝取量，最好是以體重或是熱量需求來推估。

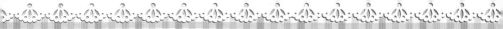

公式一：（成人）體重×25〜30＝每日水分需求

公式二：（成人）每1大卡熱量需求＝1毫升水分需求

水分的需求量必須依照個別情況來調整，沒有所謂的標準值，但是一天的水分補充不能少於500毫升，也不要超過3000毫升。

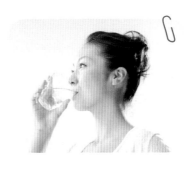

一般來說，水分攝取量必須與消耗量相當，流失多少，就需要補充多少。如果你的消耗量變多，比方發燒、感冒（咳嗽、打噴嚏、流鼻水）、大量流汗或排尿、腹瀉等增加水分散失的現象，或者你是運動員、孕婦、哺乳婦女、減重者、長期待在冷氣房者，前述族群的水分需求量也比較大，需要增加水分的攝取量。

此外，水分來源不僅限於喝開水，在飲食中也會獲取相當的水分，比方含水量多的蔬菜水果、喝湯等，就不需要過度補充開水。

不過，健康出現異狀的患者，其水分攝取量需要特別注意，例如嘔吐、腹瀉、出血、燙傷、引流或口服利尿劑、痛風、腎結石患者，需要額外補充一點水。而心臟病患、腎臟疾患，可能要控制水分攝取量，以免身體無法負荷，故健康有問題者，應視病情狀況來遵從醫師囑咐。

除了用公式大致評估每日的水分需求量，還有一些比較容易判

別的方式，例如：

口渴

　　口渴是身體需要水的重要信號，但是感覺口渴時，通常表示身體的缺水程度已經達到2%以上，這時候再喝水有點緩不濟急，故最好準備一杯水在身邊，隨時補充水分。

排尿

　　尿液的顏色也是用來判斷是否需要喝水的指標，一般正常人的尿液為淡黃色，如果顏色太淺，尿量多，則可能是水分攝取過多，反之，如果顏色偏深，甚至排尿時感覺疼痛、燒灼感，則表示體內水分不足，需要多補充一些水。

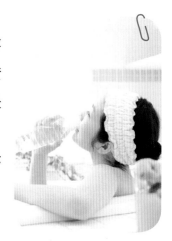

☀ 喝水的最佳時機

✎ 早上起床後

　　經過一晚的睡眠時間，從嘴巴、鼻子的呼吸道、皮膚等都會散失水分，因此，早上起床時，身體可能會有輕微脫水現象，有些人會感覺口乾舌燥，所以早上起床後非常適合喝一杯適溫的開水，慢慢地喝，為一天的活動暖身。

餐前30～60分鐘

許多人認爲餐前飲用大量的白開水可以減重，這是一般常見的迷思，白開水雖然沒有熱量，還是會占去部分的胃容量，如果水分攝取過多，進餐的食物份量不足，餐後很快又會感到飢餓，尤其是白天需要消耗大量的腦力、體力，會讓人想在下一餐之間吃點東西，反而容易造成胰島素波動。

喝水的主要目的仍以補充水分爲主，若想減少進食量又不會太快餓肚子，可以在進食前30分鐘吃點水果，進食中先喝點清湯，再開始吃主食，這樣就可以避免過食產生多餘熱量。

運動前後

運動前後補充適量水分，可以幫助血液循環，促進新陳代謝，補充流失的電解質、水分，其實，不管是否從事正式運動，即便是平常做家事、園藝、散步，甚至是逛街，這些都屬於動態式活動，也應該補充適量水分。

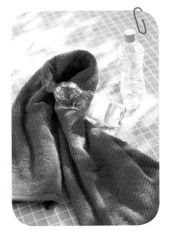

許多人認爲運動後應該要喝電解質飲料，但是一般人並非運動員，運動量沒有那麼大，水分及電解質流失沒那麼嚴重，只要補充白開水就能夠使體內電解質恢復平衡，若是補充過多電解質反

而容易導致鈉或鉀離子濃度過高，產生不適現象，此外，市售電解質飲料大多含有糖分，會讓人不知不覺地攝取過多熱量。

　　由此可知，最好的水分來源還是適溫的白開水，切記不可以因為運動流汗而猛灌冰水，這樣不但解不了渴，反而容易造成呼吸道緊縮，同時損傷脾胃功能。

空調環境

　　許多上班族經常會感到皮膚乾燥、頭髮毛燥、口乾舌燥或眼睛乾澀，而使用保濕噴霧來噴臉部、頭髮，眼睛乾澀則點人工淚液。事實上，這些現象是因為我們長時間待在備有空調的環境中，水分從皮膚、呼吸道等黏膜散失，此時從外在補充水分的效果不佳，反而會加速水分散失，所以，一定要透過喝水來補充水分，這樣才能有效補足散失的水分。

感冒發燒

　　感冒發燒的時候，因為體溫不斷上升，大量水分從皮膚散失，因此需要補充水分，以免電解質不平衡，甚至脫水，多喝水可促進身體散熱，幫助體溫下降。

節食減肥

　　進行體重管理的人尤其需要補充水分，很多人以為喝水會使人

浮腫、體重上升，事實上，在進行減食體重管理時，補充足夠水分，可以促進新陳代謝，排出體內廢物。

注意事項

◆將一天喝水的份量平均分配在白天與晚上，別在1小時內連續喝太多水，醫師建議1小時內不要喝超過1.5公升的水。

◆喝水宜少量、多次、慢慢喝，先將水含在口中，再緩緩嚥下，尤其是腸胃功能虛弱的人，喝水更應該一口一口慢慢喝，喝水太快太急時，會將空氣一起吞嚥下去，容易導致打嗝或腹脹。

◆睡前1小時不宜喝水，以免夜尿影響睡眠，如果口渴能用漱口方式緩解。

◆一般最佳飲水水溫為室溫，如果冬天則宜喝溫開水，通常以30℃左右的溫開水為最佳，水溫太高容易灼燒喉嚨、腸胃道黏膜，刺激腸胃道蠕動；水溫太低則會造成血管收縮，促使支氣管痙攣，引起咳嗽，長期喝冰水者會損傷脾胃消化功能，甚至誘發中風、心肌梗塞，須特別注意。

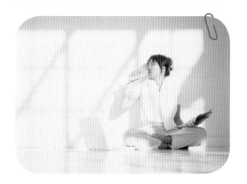

Q 飲用果汁、飲料、咖啡、茶、市售飲料、碳酸飲料或者湯，可以算是一天的水分攝取量嗎？

A 許多人不愛喝淡而無味的白開水，因此會喝一些加味茶、飲料、咖啡等來止渴，這其實是錯誤的方式。雖然許多食物、液體都有水分，但「水」依然是身體最佳的水分補充來源，因為它不含卡路里，不用消化就能為人體直接吸收利用。

而其他飲料（尤其含糖飲料）、湯（包含清湯、濃湯），其中的成分（如糖分）、食物殘渣，都會影響水分吸收速率以及吸收量，故還是必須適度補充單純的白開水，如果真的難以接受無味的白開水，不妨嘗試加一片新鮮檸檬片或是薄荷葉，可以改變水的口感，還能使口氣清新。

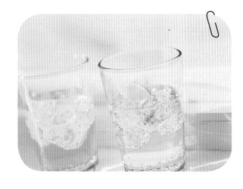

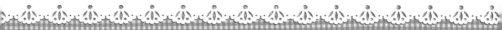

上班族 動一動

手腕肌群伸展

腕隧道症候群是一種過度使用手腕的職業傷害，由於女性的手腕較男性纖細，故通常較容易發生在女性身上，以下提供兩種手腕肌群伸展，能夠放鬆手腕肌肉。

1 雙手於胸前合掌，手指張開朝上，雙手掌用力推擠施力達繃緊程度，維持10秒。

推擠手掌

2 延續動作1，雙手掌向前向下彎曲，維持10秒。

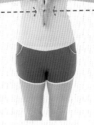

彎曲

3 接下來，雙手掌依序向右彎曲。

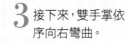
point☆
手掌要互相推擠施力。

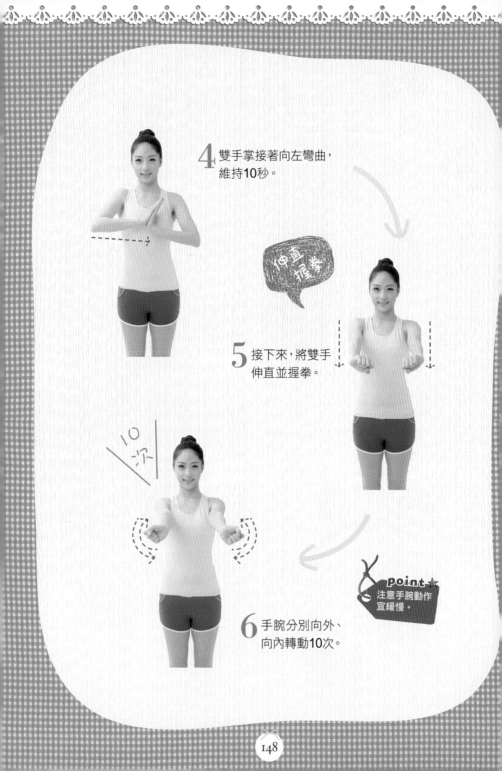

4 雙手掌接著向左彎曲，
維持**10**秒。

伸直
握拳

5 接下來，將雙手
伸直並握拳。

10
次

6 手腕分別向外、
向內轉動**10**次。

point
注意手腕動作
宜緩慢。

☆ 專屬於我的養生筆記

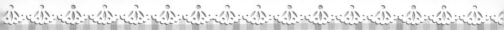

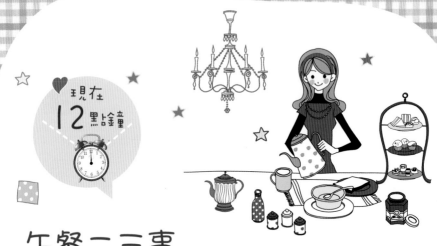

現在 12點整

午餐二三事

午餐盡量在中午1點之前吃完,因爲中午1點過後,爲小腸的消化時間,小腸接受從胃而來的食物精華,並將營養物質運送至全身。

許多上班族的午餐時間都在匆忙混亂中度過,也許是到附近的自助餐、小吃攤、超商、速食店,或者是叫外送餐盒,甚至是一個麵包、飯糰就打發午餐。

午餐是上班時間中相當重要的一餐,因爲午餐是上午與下午之間的中繼站,如果用一天的飲食份量與熱量需求來分配,午餐至少要占35～40%,這樣才有足夠的能量來應付下午到晚上的生理、生活與工作需求。

無論再忙,中午都應該爲自己留個喘息機會,專心、用心地吃一頓優質午餐,就是最好的調整身心時間,絕對不要虧待自己。

吃錯午餐的健康隱憂

上班族的午餐健康隱憂，主要來自於選擇餐點的局限，或是烹調方式裡潛藏的危機，也可能是用餐環境所帶來的隱患。

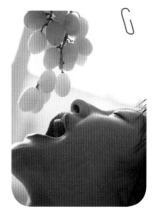

胃部不適症狀

如果當天有重要會議要開或客戶要拜訪時，上班族可能會感覺胃脹、食慾不振、打嗝，或是反胃、吐酸水、胸口灼熱，這代表你可能罹患「非潰瘍性消化不良」。

「非潰瘍性消化不良」是上班族常見的問題，屬於慢性上消化道（包括食道、胃、十二指腸）功能失調，這種病症可能尚未發生器質性的病理變化，然而，若是持續放任症狀，不改善生活、飲食習慣，甚至會演變成消化性潰瘍，如胃潰瘍、十二指腸潰瘍。

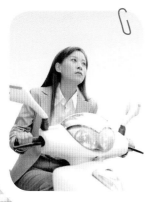

引發「非潰瘍性消化不良」的原因，主要與不良的飲食習慣有關，如吃得太快、吃得太多、三餐不定時不定量，長期嗜吃重口味；或是咖啡、菸、酒不離手；也有可能是情緒問題，如容易緊張、焦慮，或是壓力過大。而這些症狀都可以透過改變生活習慣來緩解症狀及預防復發。

「非潰瘍性消化不良」的克敵祕笈

正確的飲食習慣：

細嚼慢嚥：緩慢而平順地咀嚼食物，每餐至少吃20～30分鐘。

定時定量：若是空腹時間過長，容易產生「非潰瘍性消化不良」的症狀，定時定量則能讓胃液分泌規律，若在兩餐之間感覺飢餓，可吃少量的零食，例如一塊餅乾或一份水果。

避免食用誘發性食物：例如油炸、油膩、辛辣刺激性的食物，以及碳酸飲料、咖啡和酒，有些產氣食物也應盡量避免，像是地瓜、豆類、玉米等。

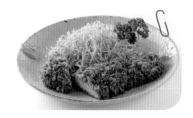

避免進食時喝飲料：盡量不要邊用餐邊喝飲料，尤其是喝碳酸飲料、咖啡、果汁，容易影響食物消化。

避免吸入過多氣體：日常生活中，許多行為會不自覺吸入過多氣體，導致胃部脹氣，例如抽菸、嚼口香糖、喝碳酸飲料，或是邊吃飯邊說話、吃得太快太急。

餐後不宜立刻趴下或躺下：用餐後最好起身活動，有助於消化食物，餐後至少2小時才能躺下。

用餐時要營造平靜環境：避免一邊吃飯一邊進行其他事務，如看電視、手機、平板、書報，或者講電話、開會等。

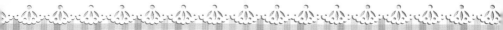

情緒調適與壓力紓解：

學習面對壓力：正確認知目前生活、工作、人際上的壓力來源為何，並學習用正向思維與態度去處理壓力。可以培養一些興趣、嗜好，或從事休閒活動、運動來轉換壓力。

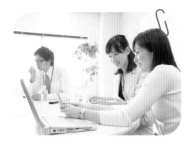

學習和練習放鬆的技巧：例如腹式深呼吸法、靜坐冥想和漸進式的肌肉放鬆術。

學習與自己獨處：每天安排一段與自己獨處的時間，獨處時適合從事靜態活動，也許是聽聽輕音樂、泡澡，或畫畫、寫日記。

規律的生活作息：

有規律的生活作息：每天的生活作息要有規律性，例如起床、睡覺時間要固定，三餐要定時，運動時間固定，這樣才能維持生理時鐘的周期規律，預防內分泌系統出現紊亂。

休息與活動時間平衡：平常工作繁忙，下班之後、假日一定要從事一些休閒活動或運動，讓身心適度地休息。

什麼是「消化性潰瘍」？

「消化性潰瘍」通常是指胃、十二指腸的黏膜損傷，主要是因為黏膜受到胃酸或蛋白酵素等攻擊性因子的破壞，造成上消化道產

生潰瘍性變化，如果發生於胃部，就稱為胃潰瘍；發生在十二指腸時，就稱為十二指腸潰瘍。

引起「消化性潰瘍」的原因，是攻擊性因子和胃腸黏膜的防禦機轉之間失去平衡所致。攻擊性因子包括：胃酸及蛋白酵素、藥物（如非類固醇發炎止痛劑、阿斯匹林等）、酒精、抽菸、膽汁逆流、細菌感染（如幽門螺旋桿菌），此外，不良的飲食習慣，如暴飲暴食、用餐不定時不定量、經常吃刺激性食物，以及精神壓力和情緒不穩定，這些外因可能導致胃腸的防禦性結構受到破壞。

除了上述的外因之外，還有內在因素會誘發消化性潰瘍，例如胃黏膜抵抗力不足或局部缺血，胃黏膜上皮的再生能力不足，胃酸、胃蛋白酵素分泌過剩。

緩解胃部不適的穴位

中脘穴

中脘穴位於胸骨下端和肚臍連線的中央，大約在肚臍往上一手掌處。中脘穴是治療消化系統疾病的重要穴位，可以改善腹脹、腹瀉、腹痛、嘔吐、食慾不振、便祕、黃疸等問題，對於目眩、耳鳴、青春痘、精神不濟也很有效。

天樞穴

天樞穴位於肚臍左右三指寬處。它是臨床治療胃腸疾病

的常用穴位，可以改善消化不良、噁心想吐、胃脹、腹脹、腹瀉、腹痛、便祕等問題。

足三里穴

位於外膝眼下四橫指、脛骨邊緣。足三里穴是胃經的主要穴位之一，它是強壯身心的重點穴位，具有增強抗病能力、補中益氣、通經活絡、扶正祛邪的作用。

血糖波動

血糖的穩定是身體健康的表徵，如果血糖波動幅度過大，像是血糖濃度過高的高血糖和過低的低血糖，容易誘發內分泌系統紊亂，進而導致各種代謝性疾病，如高血糖、高血脂。

許多人經常感覺疲憊，或者感冒、全身痠痛、肩頸僵硬，這些族群可能需要觀察自身是否已有潛在的慢性疲勞症狀。此外，血糖的波動所帶來的健康威脅，不僅限於糖尿病，所以千萬不要忽視穩定血糖的重要性。

每個人一天當中的血糖都會在一定範圍內微幅波動，小幅度的波動不需要過於斤斤計較，但如果波動幅度過大，或是連續出現高或低於血糖平均值時，就需要追究原因並尋求解決方法，將血糖控制在正常範圍。

影響血糖值波動的因素

生活作息：三餐進食時間及內容，起床與睡覺的時間，運動時間與程度，這些日常活動會影響內分泌系統的荷爾蒙調節，導致血糖波動。

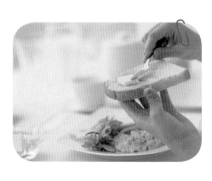

生理狀態：任何會造成體內荷爾蒙變化的問題，都可能影響胰島素的作用，進而促使血糖發生變化。例如女性的月經周期，或是生病、疲倦、食慾不佳、消化不良等問題，也會導致胰島素分泌紊亂而影響血糖穩定。

心理狀態：情緒的波動，例如焦慮、緊張、抑鬱等狀態，還會影響內分泌、神經系統的節律，導致血糖波動。

血糖波動可能會造成的問題

肥胖：午餐不定時、不定量，容易造成血糖波動，如果從中醫角度來看，則會影響脾胃的消化吸收，久而久之，脾胃功能受損，容易阻塞在體內，形成肥胖。

疲勞：從生理周期的波動來看，早餐啟動了一天的活動開端，讓人類有足夠的能量應付早上的活動，到了中午生理各項功能逐漸呈現衰退，必須食用午餐來補足能量，供應生理所需。如果午餐吃得不夠或是不營養，血糖值上下震盪，將會影響身體營養素、能量

供應的穩定性，容易導致慢性疲勞、倦怠嗜睡、注意力不集中、思考力欠佳、記憶力減退等各種問題。

情緒不穩：通常血糖波動也會影響內分泌、神經系統，導致情緒不穩、抗壓性差，而工作與生活壓力都會使這種低抗壓性的狀況變得更嚴重。舉例來說，許多人在生氣時會想吃甜食，主要是因爲糖分能使血糖升高，具有舒緩情緒的作用，但是用糖來放鬆身心，最終可能使得血糖波動幅度變大。

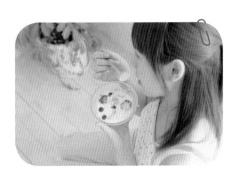

上班族的午餐怎麼吃

午餐占一天份量的35～40％，是一天當中的「大」餐，所以一定要包含六大類食物，油脂、肉類等比較難消化吸收的食物，最好都安排在午餐吃，若能在吃午餐時補充蛋白質，可以讓下午的體力、腦力充沛，不至於太早出現電力不足的狀態。

值得注意的是，午餐必須要吃熱的、熟的、好消化的食物，而且要低油脂、高纖維、高蛋白質，而份量及熱量應爲一天總熱量的35～40％（五穀根莖類2～3份，蛋豆肉類1～2份，蔬果2份）。

午餐一定要有這些食物

五穀根莖類

　　五穀根莖類食物含有豐富的醣類，是大腦能量的最佳來源，有助於思考、記憶。尤其是五穀類食物，富含膳食纖維，營養素豐富完整，除了增加飽足感，延後飢餓感，還能延緩血糖上升，保持血糖穩定，並且預防代謝性疾病。

　　主食盡量選擇粗糧（五穀類），可用根莖類食物替換，如馬鈴薯、地瓜等，除了變化口味，也可以均衡攝取營養素。

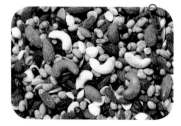

　　優質選擇：米、糙米、小米、紫米、燕麥、蕎麥、玉米、地瓜、馬鈴薯。

蛋白質（蛋、豆、魚、肉類）

　　蛋白質內含多種胺基酸，有助於新陳代謝，維持頭腦思路清晰，同時也是體力能量的最佳來源。最好選用容易消化吸收的優質蛋白質，尤其是植物性蛋白質，例如豆類食物，這類蛋白質來源優於肉類，能夠減輕腸胃負擔，還能提供纖維、礦物質、維生素。

　　優質選擇：豆類、豆芽、豆腐、蛋類、低脂肉類（禽類、豬瘦肉等）、魚類。

蔬菜、水果

每人每天至少需要25～35克的膳食纖維，蔬菜水果富含豐富膳食纖維、維生素、礦物質等營養素。

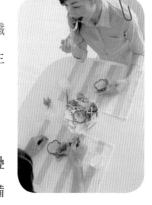

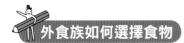
外食族如何選擇食物

相信很多上班族的抽屜裡都有一大疊餐飲店的菜單目錄，這是上班族生存必備的工具之一，但是琳瑯滿目的餐點目錄，卻不代表你擁有健康飲食選擇觀念。

食物選擇優先順序

◆優先選擇使用低油脂烹調法烹調的食物，如蒸、煮、燙、滷、烤、涼拌。

◆同樣的烹調方式，優先選擇低油、低糖、低鹽、高纖維的食物來烹調。

◆同類的食物，優先選擇低營養密度（也就是低GI）的食物。

◆優先選擇當季、當地食材。

◆選擇以原態食物烹調的餐點，避免選擇由罐頭、半成品（餃類、丸類）、再製品（醃製肉）所做的料理。

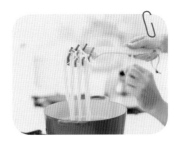

◆選擇纖維含量較多且實體較大的食物，如五穀飯、糙米飯、燕麥、雜糧麵包、番茄、芭樂等，可以延長用餐時間，並增加飽足感。

食物選擇多樣化

◆每餐不要吃同一種食物，顏色也要有所變化，盡量讓餐盤彩虹化（多色彩）。舉例來說，同樣是蔬菜，早餐可以用黃瓜、甜椒、胡蘿蔔做生菜三明治，午餐則可選擇綠色蔬菜，晚餐再來個蔬菜鍋，可用高麗菜、菇類搭配蒟蒻或冬粉，這樣一天的菜「色」就有不同變化，且能同時攝取不同種類的營養成分。

◆在外用餐時，盡量選擇一些自己平常不會購買或料理的食材，通常自助餐為了吸引顧客的胃，食材與烹調方法都會有所變化，這時候可以多選一些平常少吃的食物，如菇類、藻類等食材。

◆三餐的食物內容，葷素比例要均衡，盡量以蔬菜為主。肉類則以禽類（雞、鴨、鵝）及魚類為優先，豬、牛、羊肉可選擇低脂肪部位。

◆蔬菜的生熟比例也要均衡，盡量每天都吃1份生菜，可與水果一起搭配作為生菜沙拉。

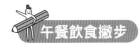

細嚼慢嚥

通常上班族的中午休息時間都很短，經常會選擇方便簡單的午餐，或是囫圇吞棗、狼吞虎嚥，甚至一邊工作、上網，一邊吃飯。通常每一餐飯，至少需要20～30分鐘，一方面讓食物有足夠的時間在胃裡面磨合，一方面也可以讓大腦產生飽足感，如此才不會增加腸胃負擔，還能避免肥胖。

定時用餐

大多數上班族的用餐時間固定，但許多人因為工作性質不同，可能要輪流用餐，如果是在外跑業務的人，用餐時間可能不規律，一般而言，午餐的最佳時間是在起床後5～6小時，所以11點到下午1點是吃午餐的理想時間。每天盡量都在同一時間用餐，這樣身體的生理時鐘才不會紊亂，而且有助於血糖、胃酸的分泌。

用餐定量

從每個人每天的飲食份量與熱量需求分配來看，午餐至少要占35～40%，也就是說，午餐應該是一天三頓主餐份量最多的一餐。這一餐也要有六大類食物，而油脂、蛋白質肉類最好都安排在午餐吃，尤其是比較難消化的肉類，盡量集中在中午食用。

如果在一餐中吃得過多，相對地，食物在胃裡停留的時間延長，胃需要花更多時間來研磨與排空食物，同時還必須分泌更多的胃液，因此容易使得胃黏膜受損。同樣的，如果長時間沒有進食，胃黏膜也會因為胃液侵蝕而受損，所以三餐不定時不定量的人，是「消化性潰瘍」的主要族群。

值得注意的是，假如進食過多，胃部需要更多的血液輸送能量，也會使得腦部血液供給變少，這就是許多人在午餐後昏昏欲睡的原因之一。

外食聰明吃法

◆把一餐的食物份量用餐盤裝好，只吃餐盤裡的食物，這樣能夠避免邊吃邊夾菜、無法控制份量，以及只吃喜歡吃的食物的飲食不均現象。

◆用餐前30～40分鐘先喝100～150毫升開水，在用餐時先吃蔬菜，如果炒菜油脂過多，可先將油瀝出，或用開水涮一下菜再吃。

◆吃帶皮帶脂肪的肉類要先去皮、油脂。

◆避免吃絞肉製品，如獅子頭、珍珠丸子、貢丸等，因為這類製品多半含脂肪量較高。

◆若要吃油炸食物，先去除外面的裹粉層。

◆避免在外喝湯，以免攝入過多

的味精、鹽，可選擇喝白開水。

◆避免同一餐吃太多種肉類，盡量簡化蛋白質的種類，可以幫助消化吸收。

◆水果應在飯前30分鐘或飯後1小時吃，不可與正餐同時吃。

◆吃飯時，不宜一邊喝酒、喝飲料（尤其是含糖飲料、汽水、可樂、咖啡）。

◆主食避免選用炒飯、炒麵、油飯、炸醬麵、麻醬麵、紅油抄手、乾拌麵。

◆吃燙青菜時不要淋肉汁、麻油、醬汁。

◆生菜沙拉的醬汁可選用低熱量的水果醋、橄欖油、酒醋，避免選用沙拉醬、蛋黃醬、美乃滋等醬汁。

看懂營養標示

許多忙碌的上班族，最常走動的地方就是超商，一般在便利商店、超市、大賣場，這些地方購買有外包裝的食品，都會有「營養標示」。若能看懂營養標示，可以在規劃一天的食物內容時，吃得比較均衡，並能避免超標。

營養標示有哪些重要訊息？

行政院衛生署對於市售包裝食品的營養標示是有規範的（如下），所有的食品外包裝都必須根據食品內容標示，包含內容物名

稱及重量、容量或數量，食品添加物名稱，製造日期、有效日期或
保存期限，廠商資料（名稱、住址、電話）等。

營 養 標 示		
①每一份量　　　克（或毫升）		
②本包裝含　　　份		
每份		
③		
熱量	大卡	
蛋白質	克	
脂肪	克	
飽和脂肪		克
反式脂肪		克
碳水化合物	克	
鈉	毫克	
④		
宣稱之營養素含量		
其他營養素含量		

　◆①是指每一份量的重量、容量，通常固體或半固體是以每
100克或以克為單位，液體是以每100毫升或以毫升為單位。

　◆②是指本包裝含有多少份。許多食品一包不只一份，這裡就
是非常關鍵的地方，很多人在看標示時，忽略每一包食品到底含有
多少份，而錯估熱量或鈉。

　◆③這一欄通常會將熱量、蛋白質、脂肪（飽和脂肪、反式脂
肪）、碳水化合物及鈉等營養素分別列出。（記住！這裡所標示的

是「一份」的含量，而非一整包）。熱量應以大卡（Kcal）表示；蛋白質、脂肪、飽和脂肪、反式脂肪及碳水化合物以克（g）表示；鈉應以毫克（mg）表示。

◆④這一欄則是宣稱之營養素含量及其他營養素含量，如果這食品具有特定的營養性質，例如富含高鈣、高鐵、低鈉、高膳食纖維等，就必須加註這一項，並不是每一種食品都會有這一項目。如果只是標註食品成份，例如麥芽糊精、玉米油、卵磷脂、碳酸鈣、維生素B_2、維生素D_3等，就不屬營養宣稱。此欄單位應以克（g）、毫克（mg）或微克（mcg）表示。

熱量

熱量是指一份食物包含的熱量。來源包括蛋白質、脂肪（飽和脂肪、反式脂肪）、碳水化合物，其中蛋白質與碳水化合物，每1克可提供4大卡熱量，而脂肪每1克可提供9大卡熱量。因此當你在選擇食品時，除了要注意熱量，也要注意是由哪一種營養素所提供，如果脂肪含量過高，容易造成脂肪囤積，應特別留意。

蛋白質

蛋白質是構成人體結構的主要成分，可建造與修補身體組織，如果身體沒有足夠熱量作為能源，就會分解蛋白質。蛋白質攝取量以每日總熱量的12～15%為佳。

脂肪

　　脂肪是供應身體必需脂肪酸，幫助脂溶性維生素吸收利用，減少蛋白質耗損的營養素。分為飽和脂肪、不飽和脂肪及反式脂肪，其中以不飽和脂肪為較佳的油脂來源；飽和脂肪在室溫大多呈現固態，如動物油脂、椰子油、棕櫚油等，攝取過多容易提升罹患心血管疾病的機率，故每天的攝取量不應超過總熱量的10%；反式脂肪是植物油經過氫化後的油脂，許多食品都含有這類脂肪，如餅乾、麵包、蛋糕、洋芋片等，攝取過多會增加低密度膽固醇，增加罹患心血管疾病、高血脂症的機率，每天攝取量不宜超過2.2克。

　　通常在營養標示中所標示的脂肪含量，包含了不飽和、飽和與反式脂肪，其中會把飽和與反式脂肪另外再列出來，因此在參考時，必須考慮總量，以及個別含量，如果飽和脂肪過高或是含有反式脂肪則必須多加考量。

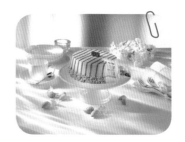

碳水化合物

　　碳水化合物主要作為人體的熱量來源，可以節省蛋白質的功能，同時代謝脂肪。其包含葡萄糖、果糖、蔗糖、麥芽糖、乳糖、寡糖、澱粉及膳食纖維，因此又稱為「醣類」。除了膳食纖維以外，每克碳水化合物提供4大卡熱量。

事實上，許多含糖飲料，沒有標示含糖量，所以就能推測碳水化合物應該是飲料內添加的糖，故在體重管理時必須特別留意，尤其是那些標榜天然果汁的飲料，其中內含果粒、果汁的碳水化合物或膳食纖維絕對是少之又少，不要被廣告誤導了。

鈉

鈉是維護身體機能的重要成分，可以幫助神經、肌肉傳導與感應，維持細胞內外的滲透壓，是保持血壓正常的重要成分。成人每天攝取量不應超過2400毫克，也就是6克的鹽。但是許多食品與食物含有隱形的鹽，所以必須特別留意鈉含量，因為攝取過多的鈉容易導致水腫，影響體重控制。

高鈣

鈣質是構成骨骼、牙齒的主要成分，可以幫助調節心跳、肌肉收縮，維持神經傳導。每日建議攝取量為1000毫克。

高鐵

鐵質是組成血紅素、肌紅素、酵素的主要成分，參與紅血球的形成。每日建議攝取量為男性10克，女性需要較多，約15克。

高膳食纖維

膳食纖維屬於碳水化合物，因為無法被人體吸收，可以幫助腸胃蠕動，增加飽足感，而且熱量低，是體重管理者的好朋友。每日

攝取量應達25～30克。

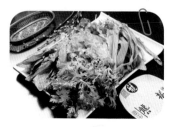

　　事實上，最好的營養素來源還是天然食物，許多標榜含有特殊營養素的食品，其添加物的來源不屬於天然成分，大多為人工合成，不容易被人體吸收利用，甚至可能造成身體合成代謝的負擔。

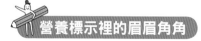

營養標示裡的眉眉角角

　　在營養標示裡有很多陷阱題，所以筆者舉實例來說明，教你看懂真正的眉角。

內容物：400毫升

營養標示	
每一份量	100毫升
本包裝含	4份
每份	
熱量	68.9大卡
蛋白質	3.3克
脂肪	3.7克
飽和脂肪	2.4克
反式脂肪	0克
碳水化合物	5.6克
鈉	42毫克
鈣	100毫克

熱量及營養素的計算

1 找出每一包裝所含的內容物含量。

2 找出「每一份量」的重量或容量。

3 算出一份食品含有多少份＝總重量（容量）÷1份的重量（容量）。

4 算出一份食品總熱量及營養素量＝份數×熱量（營養素含量）。

整瓶內含多少熱量與營養素？

400÷100＝4 ················1瓶含有4份

4×68.9＝275.6（大卡）······整瓶含有總熱量

4×3.3＝13.2（克）··········整瓶蛋白質含量

4×3.7＝14.8（克）··········整瓶脂肪含量

4×5.6＝22.4（克）··········整瓶碳水化合物含量

4×42＝168（毫克）··········整瓶鈉含量

4×100＝400（毫克）········整瓶鈣含量

選購熱量相同的食品須注意的要訣

許多人看營養標示時，通常只會計較熱量，而忽略了其他的營養素含量。事實上，熱量源自於蛋白質、脂肪與碳水化合物，所以我們必須根據食品內容去判斷食品的熱量可能來自哪裡。

舉例來說，同樣都是400大卡的飯糰與蛋糕，這時候選擇含有其他食材的飯糰，會比選擇以脂肪、醣類為主的蛋糕來得好。

　　由此可知，首先要選擇脂肪含量較低者，其次就是判斷碳水化合物的可能來源，例如果汁，可能是含糖而非澱粉，脂肪與糖都是容易使熱量轉化成體脂肪囤積的來源，需要特別留意。

包裝原料藏著小祕密

　　包裝原料的名稱先後排序，是根據含量的多寡由多到少依序排列，故如果原料成分上的順序為，砂糖、麵粉、奶粉、咖啡粉、可可粉、玉米澱粉、鹽、乳化劑等。那就表示砂糖是這項食品裡占最多數的成分，因此下次看食品包裝時，務必要注意前述的重點位置。

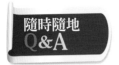

隨時隨地 Q&A

　　Q 很多被列為含有反式脂肪的高危險食品，像是洋芋片、餅乾、泡麵，經常在營養標示上的反式脂肪是「0」，是真的完全沒有反式脂肪嗎？

　　A 根據衛生署的規定，只要反式脂肪的含量沒有超過0.3%就可標示為「0」。有鑑於此，如果你一天吃下100克或是100毫升可能含有反式脂肪的食品或飲料，或許你已經吃進3克的反式脂肪，而這些還不包括沒有包裝的食品與食物。

☆ 專屬於我的養生筆記 ★

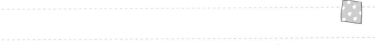

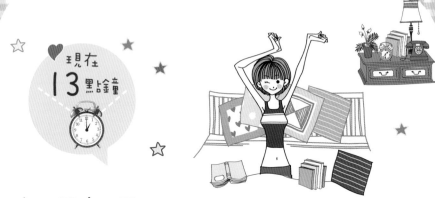

現在
13點鐘

午睡有理

午餐之後，血液流入腸胃供消化之用，以致大腦的含氧血不足，所以讓人感到昏沉想睡，然而，爲什麼早餐、晚餐後卻不一定會發生這種現象呢？

◎ 午睡是自然生理需求

其實，根據人體生理時鐘的節律，起床後大約8小時，身體會逐漸進入低潮，不管是體力、腦力都會開始減退，人會感覺有點遲鈍，這在生理學上稱爲「午餐後低落」（post-lunch dip）。根據研究顯示，如果中午過後能夠好好休息30～45分鐘，可以讓注意力恢復到體力最強的90%，甚至可以持續到晚上7點。

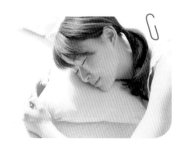

中醫有「子午覺」一說，西醫

的時間醫學也認為，人體的睡眠是12小時為一周期，因此午睡的確有助於身心健康，不僅可以幫助腦部恢復運作，提高注意力，有利於提升心智敏銳度，還可以舒緩緊繃的情緒與壓力，進而平衡血壓，預防心腦血管疾病、糖尿病、肥胖以及上班族過勞問題。

尤其是晚上晚睡或睡眠品質不好的人，適度的午睡具有補充體力、腦力的作用，並能讓下午的工作與學習更有效率。

午睡的長度多久比較合適？

上班族的午休時間一般多為1～1.5小時，扣除用餐時間，午睡時間所剩不多，要如何有效率地為下午上班時間短暫充電呢？

從睡眠周期來看，通常入睡需要10～20分鐘，大約45～60分鐘進入深層睡眠，如果這時候被喚醒中斷睡眠，腦部的供血量不足，人會顯得迷迷糊糊，反應遲鈍，覺得疲累不舒服。因此，如果是在平時上班日，午休過後必須要立即投入工作，不能睡超過45分鐘。

如果是週末假期，則可以在中午睡個完整睡眠周期的午休（大約90～120分鐘），以彌補平日睡眠不足的狀況。不過，休假日午休的時間不宜太晚，以免晚上睡不著。

◎ 午睡有哪些潛在健康隱患？

趴在桌上午睡的潛在危機

上班族通常沒有完善的午休環境，多數人都是直接趴在辦公桌上午睡，事實上，趴睡有很多的潛在健康危機。

◆趴睡會壓迫頸部，使得頸部扭曲角度過大，容易誘發頸動脈剝離或頸椎椎間盤突出等問題。

◆趴睡會壓迫眼球，尤其是佩戴隱形眼鏡的人，趴睡會使得鏡片過於壓迫眼球，容易發生暫時性視力模糊、眼壓過高、視力受損，或者缺氧、乾眼症。

◆趴睡會壓迫胃部，影響消化，導致脹氣、消化不良、胃痛、食道逆流等問題。

◆趴睡會壓迫肺部，影響肺部擴張與呼吸，導致氧氣供應不足，使得頭腦昏沉，加重疲倦感。

坐在椅子上午睡的潛在危機

◆若是坐著睡，頸部沒有任何支撐，加上睡著後肌肉放鬆，很容易發生落枕等頸部損傷問題。

◆若是坐著睡覺，而沒有支撐腰

部，腰部懸空，脊柱生理曲度扭曲，容易誘發脊柱椎間盤突出或是提早退化。

午睡要怎麼睡？

午睡前先活動

午餐之後應該稍微活動20～30分鐘後再午睡，以利食物消化。建議這時候伸展或運動一下，外出用餐者可以緩步走回辦公室，在辦公室用餐的人，則能收拾餐具、潔牙。餐後還可以做腹部的摩腹操，幫助消化吸收。

摩腹操

1　雙手手掌交疊，置於肚臍，以肚臍（神闕穴）為中心點，順著順時針方向，逐漸向外擴大。輕輕摩擦約30次，然後換逆時針方向，一樣摩擦30次。

2　按壓天樞穴、中脘穴，10～15次，每次5秒。

維持午睡的習慣

每個人都有自己獨特的生理節奏，因此，若有午睡的習慣，應該一直保持下去，且須盡量在同一時間午睡，午睡長度也要固定，若能維持規律生活節奏，將有助於身心的平衡與健康。

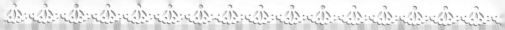

最好能躺著午休

午休若能躺下來最好，若是不能躺下，坐著睡會比趴著睡更好一些。若是採取坐姿睡覺，要在頸部、腰部做好支撐，別讓腰部懸空，以免腰椎施力不當而受傷，可用腰墊、小枕頭、毛巾固定。

午休應注意保暖

注意保暖，尤其辦公室大多有空調，睡著時，全身機能降低，血液循環變慢，體溫調節功能減弱，如果沒有適度保暖，很容易受涼感冒或頭暈、鼻塞、打噴嚏，而且頸部受到風寒，容易誘發落枕與頸椎症候群。

若室內開著空調，溫度不宜過低，以25～26℃左右為宜，最好蓋上薄被子或衣物，同時也要避開空調出風口及電風扇。

午睡應摘下隱形眼鏡

午睡時最好把隱形眼鏡摘下，以免眼睛過度缺氧、乾澀，尤其是趴睡者，不宜戴隱形眼鏡午睡，容易導致眼球變形，影響視力。

午睡後應該伸展全身

午睡起來後要做一下全身性伸展，以幫助血液輸送到全身。同時不要忘記補充水分，以及妝容的整理。

☆ 專屬於我的養生筆記 ★

肩頸伸展

如果長時間低頭看書、寫字、打電腦，就要經常做向上、向外及向後的動作，一方面可以伸展過度收縮的肌群，同時還能放鬆因為拉長而過勞的肌肉群。

point ☆
每一個方向做完都要回到中間。

1 將頭部向下伸展，維持10秒。

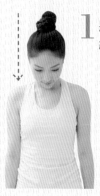

2 將頭部向上伸展，維持10秒。

4 將頭部向右伸展，維持10秒，每個方向，重複3～5次。

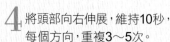

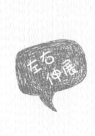

左右伸展

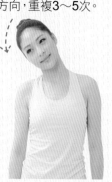

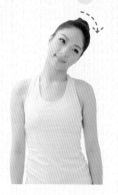

3 將頭部向左伸展，維持10秒。

178

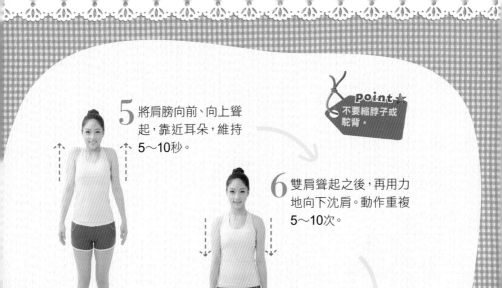

5 將肩膀向前、向上聳起，靠近耳朵，維持5〜10秒。

point☆
不要縮脖子或駝背。

6 雙肩聳起之後，再用力地向下沈肩。動作重複5〜10次。

7 雙手彎曲，手指尖貼在兩邊肩膀上。

9 最後再由後往前地轉動肩膀5次。

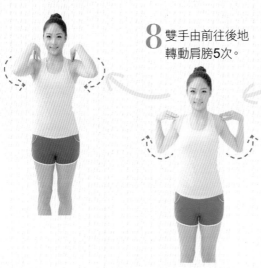

8 雙手由前往後地轉動肩膀5次。

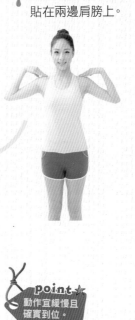

point☆
動作宜緩慢且確實到位。

手臂肌群伸展

上班族經常使用電腦，且大量敲擊鍵盤，導致手腕及手臂僵硬痠痛，以下介紹的手臂肌群伸展不僅可以訓練手臂的肌力，還能幫助經絡伸展，具有瘦手臂、活絡筋骨的功效。

向前

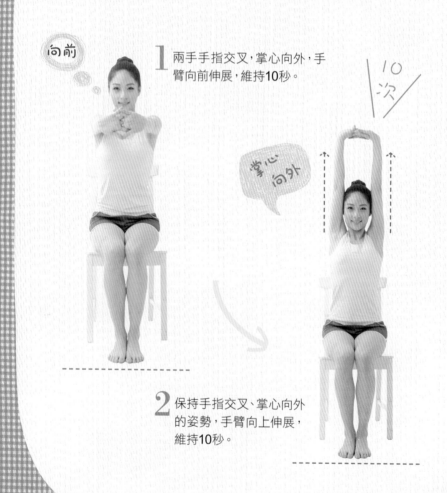

1 兩手手指交叉，掌心向外，手臂向前伸展，維持10秒。

10次

掌心向外

2 保持手指交叉、掌心向外的姿勢，手臂向上伸展，維持10秒。

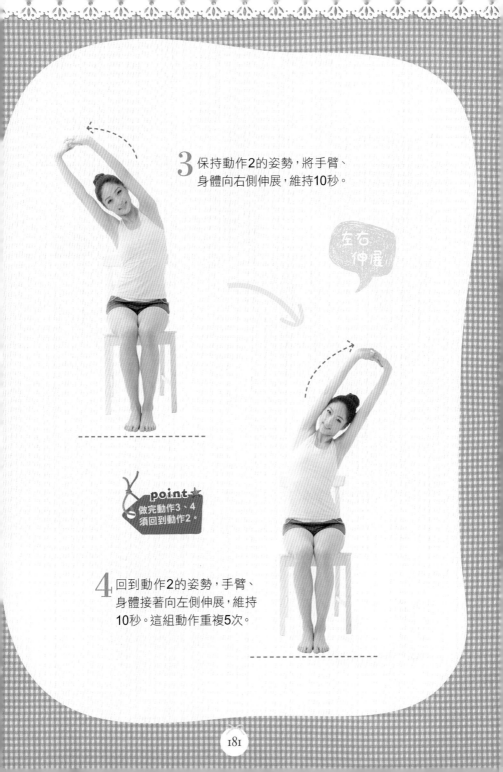

3 保持動作2的姿勢，將手臂、身體向右側伸展，維持10秒。

左右伸展

point★
做完動作3、4須回到動作2。

4 回到動作2的姿勢，手臂、身體接著向左側伸展，維持10秒。這組動作重複5次。

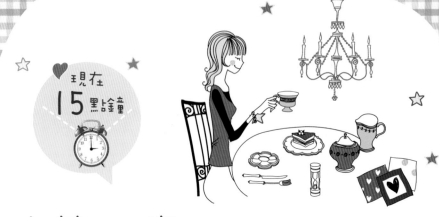

午茶二三事

提到下午茶這幾個字，相信許多人已經隱約聞到濃濃咖啡香氣及香濃蛋糕味，下午茶總是讓人不知不覺感到放鬆愉悅。

午茶背後的意義

據說英式下午茶源自於貴族婦女為了打發無聊午後時光，要求女僕準備點心、茶飲，除了在社交晚餐前先吃東西填飽肚子，與三五好友在輕鬆愉快的氣氛下聊聊八卦也是下午茶的重要功能。

有70%以上的上班族都是外食族，尤其午餐的外食機率最高，

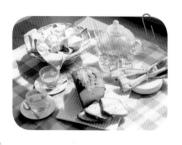

相信許多人的早餐，大多是匆匆忙忙在通勤交通工具上解決，午餐也多是戰鬥餐，等到下班回家時，通常又累又餓，許多人便產生彌補心態，而在晚餐時刻吃得特別豐富，長期下來，

血糖大幅度地波動而產生胰島素阻抗，最終影響血糖控制，也會導致體重崩盤。

每個人一天吃3～5餐是最適合的安排，除了三餐正餐之外，在早午餐、午晚餐之間，可以適當補充一些食物，緩衝血糖的波動。午餐到晚餐之間，時間比較長，而下午3～4點，腦力、體力都開始耗弱，這是因為人類的生理周期，會出現「午後低落」現象，因此需要喘息時間，若在此時適度午休，食用適量的下午茶，可以讓上班族的身心重獲能量。

根據研究顯示，如果在午晚餐之間插入一頓副餐（點心），記憶力、注意力、應變力會比沒吃副餐的人高出15～20%，所以食用下午茶有助於振奮精神、提高工作效率。此外，在晚餐前2～3小時吃副餐，能夠維持血糖平穩，預防膽固醇、血脂的增加。由此可知，一頓好的副餐，可以幫助上班族維持精力到晚餐，也有助於控制晚餐進食的份量及內容，避免補償心態而導致暴飲暴食。

副餐並非零食或點心

許多人早上匆忙趕上班，沒有時間好好吃一頓完整的早餐；或者早上食慾不太好，總是在起床後2～3小時才感覺到飢餓。不過，早餐是一天能量來源的起始，不能不吃，可以先吃點軟食、熱食墊墊胃，等到工作告一段落後，約10點左右，再多吃點水果或蔬菜棒之類的副餐，補足早餐食物的份量不足。

經過大半天保持高度緊張的工作，到了午後多少會覺得有些疲憊、精神不濟，下午茶可以視爲一頓副餐。

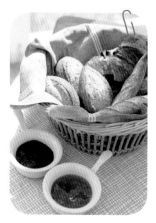

筆者這裡用的詞是「副餐」，而避免用點心或零食來稱這一餐，是希望把它當作正餐之外的第二餐，因爲點心、零食會讓人誤解這一餐的重要性，「零食」有點像打發時間，非正式餐點的意味，容易選錯食物。

許多人邊看電視、電腦，邊吃零食，或是看電影吃爆米花，都不能稱爲副餐，這種吃零食的方式，就是造成健康與肥胖的元凶，因爲當下無法專心在咀嚼這件事上，同時也不會注意入口的食物份量，而且，零食通常含有很多隱形的糖分、脂肪、鹽分、食品添加物、防腐劑，且大多屬於油炸、澱粉類，這些都是威脅體重與健康管理的凶手。

下午茶和零食、點心是不同的，通常零食多爲「空食物」，也就是空有高熱量而沒有營養素的食品。副餐的主要目的是做爲下午到晚餐前的熱量來源，以避免晚餐太晚進食或攝取過多熱量，所以午茶這頓副餐也要像正餐一樣注意食物內容選擇、搭配與份量。

注意事項

◆副餐不可代替三餐主食，份量不宜超過正餐，而且熱量與份量應併入一天總熱量的計算熱量，不宜超過一天總熱量的5～10％。

◆副餐要在兩頓正餐之間吃，距離正餐1～2小時，以免影響正餐食慾。

◆食物內容要選擇營養均衡食物，最好是五穀類、根莖類、蛋白質、奶類、水果或蔬菜棒等高纖食物，如果白天水果食用份量不足，可以在副餐時間食用。

◆副餐飲料應避免喝咖啡、提神飲料、高濃度茶飲，而且也不適宜喝含糖、碳酸及含酒精飲料，以免影響晚餐食慾。

◆吃完副餐要做潔牙動作（漱口＋牙線＋刷牙）。

◆避免含糖、鹽、脂肪的食物。

◆選擇天然食物而非人工加工再製的食品。

◆在同類食物中選擇低熱量、高纖維、高營養素的食物。

◆注意食品「營養標示」上的熱量、營養素，同類型商品中，優先選擇熱量低、脂肪低與鈉含量低的食品。

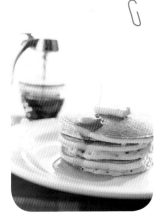

◎ 零食聰明選

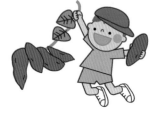

每天到了下午3～4點，就是上班族電力最弱的時候，許多人在這時候會很想吃點甜食，好讓自己的心情愉悅一些。可是，你會選零食嗎？零食與副餐有沒有差別？

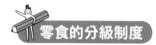
零食的分級制度

綠燈等級

豐富營養、可促進健康、新鮮、天然、原味的食品，熱量較低，油、糖較少。

五穀根莖類：天然穀類製成的湯品（如不加糖或低糖的綠豆湯、紅豆湯、薏仁湯）、烤地瓜、水煮玉米、烤馬鈴薯、麥片、燕麥、五穀雜糧飯或饅頭、早餐穀類（無糖或低糖的玉米脆片）。

豆蛋類：水煮蛋、茶葉蛋、荷包蛋、豆腐、豆乾、低糖豆花、低糖豆漿。

乳類：脫脂或低脂牛奶、優酪乳或乳酪。

水果類：各種新鮮水果。

飲料：現榨果汁、白開水、無糖飲料（麥茶、決明子茶、洛神茶、花果茶等）。

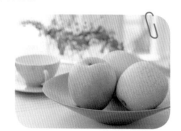

其他：少糖果凍、仙草、愛玉、粉圓、白木耳、蒟蒻、未加糖布丁。

黃燈等級

營養、熱量適中，含油、糖量稍高（精緻、加工、加少量油糖的食物）。

五穀根莖類：馬鈴薯泥、碗粿、小餐包、蘇打餅乾、高纖餅乾、全麥餅乾等高纖低脂的餅乾。

豆蛋類：甜豆花、甜豆漿。

乳類：全脂牛奶、調味乳。

水果類：罐頭水果、不含糖果泥、非油炸乾燥水果片、無糖水果片（葡萄乾、蔓越莓、加州蜜棗等）。

堅果類：花生、腰果、瓜子、杏仁、開心果。

飲料類：不含糖果汁（非現榨）。

其他：海苔、蘇打餅乾、米果牙餅。

紅燈等級

低營養素，高熱量、高油、高糖，或是調味、加工較複雜的食物。不建議讀者經常食用。

五穀根莖類：洋芋片、蛋糕、泡麵、甜甜圈、雙胞胎、油條、炸地瓜條、炸薯條（馬鈴薯）、丹麥酥餅、

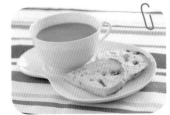

夾心餅乾。

豆蛋肉類：油煎或油炸之魚肉類（如香雞排、鹽酥雞、炸雞等），香腸、熱狗、油炸臭豆腐。

奶類：煉乳、奶昔、鮮奶油。

水果類：水果罐頭、稀釋果汁飲料、蜜餞、油炸乾燥水果片（乾燥香蕉片、乾燥鳳梨片、乾燥蘋果片等）。

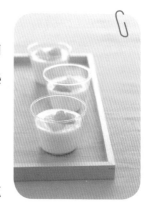

飲料類：含糖果汁、養樂多、汽水、可樂、各式加糖飲料、碳酸飲料。

其他：巧克力、酥皮點心、小西點、喜餅、甜甜圈、沙琪瑪、布丁、蠶豆酥、糖果、冰棒、甜筒、聖代、雪糕、冰淇淋蛋糕、派、喜餅、月餅、蛋黃酥、鳳梨酥、太陽餅、沙拉醬、瑪琪琳、奶油、花生醬。

看完前述紅燈、黃燈、綠燈等級的食物分級制度，相信讀者對

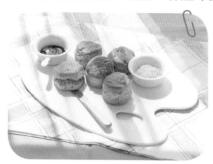

於下午茶的選擇應該自有一番見地，下列為筆者整理的「飲食紅綠燈」，包含了不同種類的定義及代表食物，供讀者參考。

飲食綠黃紅燈

類別	綠燈食物	黃燈食物	紅燈食物
種類定義	1.營養豐富，熱量較低，油、糖含量較少。 2.大多是新鮮、天然、原味的食物，不加油糖等調味品或其他添加物。 3.適合天天食用。	1.營養、熱量適中，油、糖含量稍高。 2.經過精製、加工的食品，添加少量油糖或其他製劑。 3.只能偶爾食用。	1.營養偏低，熱量較高，油、糖含量較多 2.經過精製、加工的食品，調味與加工較複雜。 3.盡量避免食用。
五穀根莖類	米飯、水煮玉米、烤馬鈴薯、麥片、薏仁、燕麥、五穀雜糧飯、饅頭、早餐穀類（無糖或低糖玉米脆片）、陽春麵、鍋燒麵、冬粉、小餐包、培果、法國麵包。	炒飯、油飯、滷肉飯、蛋餅、炒麵、炒米粉、煎蘿蔔糕、包餡湯圓、馬鈴薯泥、碗粿、含餡麵包、蘇打餅乾、高纖餅乾。	甜八寶飯、洋芋片、蛋糕、泡麵、甜甜圈、雙胞胎、可頌麵包、油條、炸地瓜條、炸薯條（馬鈴薯）、丹麥酥餅、夾心餅乾。
奶類	脫脂牛奶、低脂牛奶、低糖優酪乳。	全脂牛奶、調味乳、優酪乳、低脂乳酪（起司）。	乳酪、煉乳、乳酸飲料（養樂多、比菲多等）、奶昔、鮮奶油。
蛋豆魚肉類	蒸、煮、燉、滷、烤之去皮或去肥肉之瘦肉、蒸蛋、滷蛋、水煮蛋、茶葉蛋、荷包蛋、豆腐、豆乾、低糖豆花、低糖豆漿、魚肉（背部）、蝦、蛤蠣、海參、墨魚等海鮮。	水漬罐頭、鹹魚、甜不辣、加工火鍋料、貢丸、火腿、三色蛋、皮蛋、甜豆花、甜豆漿、內臟類、雞翅。	油漬罐頭、魚肚、香腸、肥肉、大腸、培根、臘肉、鹹魚、蟹黃、雞皮、鴨皮、肥肉、牛腩、三層肉、豬腦、豬腸、蹄膀、熱狗、炸雞、鹹酥雞、油炸臭豆腐、油豆腐包。

類別	綠燈食物	黃燈食物	紅燈食物
蔬菜類	各種水煮、涼拌新鮮蔬菜、少量油炒青菜。	醃漬蔬菜、罐頭蔬菜、罐裝蔬菜汁、大量油炒青菜、乾燥蔬菜、非油炸乾燥蔬菜片。	炸香菇、油炸蔬菜、油漬筍絲罐頭。
水果	各種新鮮水果。	不含糖果汁、罐頭水果、不含糖果泥、非油炸乾燥水果片、無糖水果片（如葡萄乾、蔓越莓、加州蜜棗等）。	含糖果汁、水果罐頭、稀釋果汁飲料、蜜餞、油炸乾燥水果片（如乾燥香蕉片、乾燥鳳梨片、乾燥蘋果片等）。
油脂類	限量植物油。	花生、腰果、瓜子、杏仁、開心果、葵瓜子、南瓜子、核桃。	沙拉醬、花生醬、瑪琪琳、奶油、花生醬、各式油炸製品。
飲料類	白開水、不加糖飲料（麥茶、決明子茶、洛神茶、花果茶等）。		一般汽水、果汁汽水、可樂、各式加糖飲料、碳酸飲料。
甜點、零食	少糖果凍、仙草、愛玉、粉圓、白木耳、蒟蒻、未加糖布丁、低糖紅豆湯。	海苔、蘇打餅乾、米果牙餅。	巧克力、酥皮點心、喜餅、沙琪瑪、布丁、薑豆酥、糖果、冰棒、甜筒、聖代、雪糕、派、月餅、蛋黃酥、鳳梨酥、太陽餅。

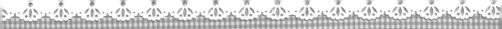

上班族
動一動

手部舒展

手指共有六條手部經絡交會，經常按摩、拉伸手指，可以通經活絡、疏通氣血。此外，拉筋是一種伸展筋骨、修飾身形、強化筋絡的方法，但要注意拉筋範圍必須在個人柔軟度可以接受的範圍內。

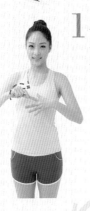

1 以右手手指輕抓左手指由左至右旋轉3次，反之；由右至左旋轉3次。然後換手做。

2 以右手手指輕抓左手指由指根向指尖方向拉拔，重複3次。然後換手做。

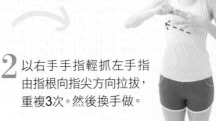

point☆
手臂維持水平，肩膀保持放鬆。

3 雙手張開，手臂與肩同高，豎起大拇指，維持5秒。

4 接著，將大拇指向下，維持5秒。重複5次。

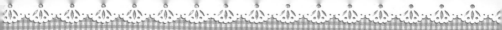

胸背伸展

長時間採坐姿，造成肩膀向上拱起、肋骨內縮、肩胛骨外擴，使得上背部肌肉緊繃、脊椎肌群不平衡，導致心肺無法獲得充分擴張，久了就會產生臟器病變，以下提供胸背伸展，供讀者參考。

1 舉起雙手後抱頭，肩膀保持放鬆。

2 將肩胛骨向脊柱靠攏，胸部挺起，手臂向後擴展，維持10秒後放鬆，重複3次。

point☆
前述的動作皆不可聳肩。

3 回復到雙手抱頭的動作，將左手掌放到右手手肘上。

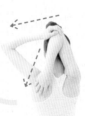

5 坐在椅子前1/3，將雙手向後扶住椅背同時擴胸。（或將雙手向後扶住椅背兩側，然後挺胸。）

4 接著，將右手手肘下壓（在自身柔軟度可接受的範圍），維持5秒後換手。

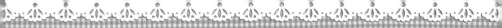

腰背運動

久坐少動的靜態型工作模式，是人們經常感到腰痠背痛的原因，上下半身的血液循環受阻，容易造成下半身水腫、靜脈曲張。最佳的改善方式為活動腰臀部及下半身。

1 坐在椅子上，背部挺直，保持骨盆不動。

2 腿部稍微張開，上半身從腹部開始向後轉動。目光隨著身體移動，盡量讓視線轉到身後接近180度的位置。保持雙腳著地，上半身出力的姿勢5秒。左右兩側各3次。

3 坐在椅子上，將身體慢慢向前彎曲，從頸椎、胸椎、腰椎之順序慢慢彎曲，放鬆肩膀、頸部，雙手自然垂下。

4 前述姿勢維持5秒後，慢慢挺起（由腰椎、胸椎、頸椎之順序），重複3次。

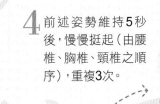

point
每個動作都要
慢慢執行。

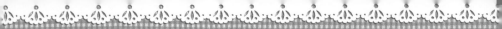

下肢運動

下肢靜脈需要靠肌肉收縮的力量將血液向上輸送，所以經常做腿部活動鍛鍊肌肉力量，不僅可以預防靜脈曲張、蘿蔔腿、大象腿，也可避免產生血栓影響健康。

1 坐在椅子上，背部挺直，保持骨盆不動。

90°

2 將腿平舉，腳尖朝身體勾起，感覺腿部後側肌肉被拉緊，維持10秒後放鬆，重複5次。換另一腳做。

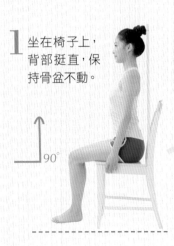

5／次

4 接下來，再由外向內旋轉5次，換另一腳做。

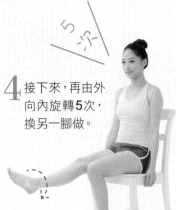

3 坐在椅子上，右腿平舉，將腳踝由內向外緩慢旋轉5次。

point☆
坐、站著均可
執行此動作。

194

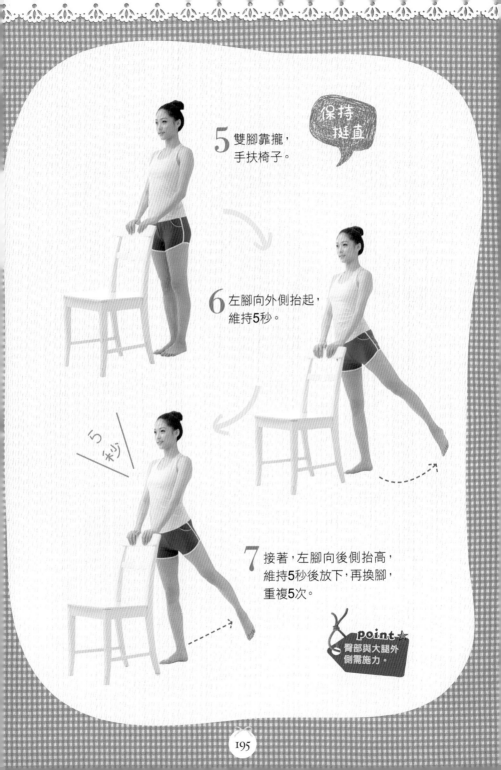

保持
挺直

5 雙腳靠攏，
手扶椅子。

6 左腳向外側抬起，
維持5秒。

5秒

7 接著，左腳向後側抬高，
維持5秒後放下，再換腳，
重複5次。

point
臀部與大腿外
側需施力。

195

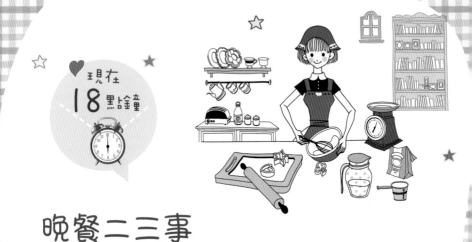

現在
18點鐘

晚餐二三事

　　早午餐隨意亂吃戰鬥外食餐的結果，往往到了下班後的晚餐時刻，就會大吃大喝，久而久之，將會產生嚴重的健康隱憂。

　　其實，晚餐是一天熱量總結算的時刻，這餐可以用來調整一天不足或是白天攝取過多的食物種類，若能把握晚餐時刻，將能扭轉健康，所以不妨嘗試自己烹煮，不但經濟實惠，又能確實掌握營養與熱量的均衡，一舉數得。

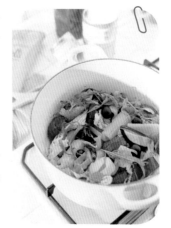

吃錯晚餐的健康隱憂

　　許多慢性疾病都與飲食有關，尤其是錯誤的晚餐習慣，更是誘發慢性疾病的重大因素。

體重過重（肥胖）

從體重過重的族群調查看來，有90%以上的人，晚餐都吃得太過豐盛，甚至有吃宵夜的習慣。現在人的飲食模式大多與健康飲食呈相反走向，一般良好的健康飲食規劃，應該是早、午、晚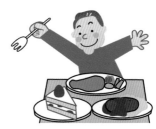餐呈4：4：2或3.5：4：2.5的比例，晚餐的熱量及食物份量應該是三餐中最少的，最好不要超過一天份量的25%。然而，多數人匆匆忙忙地吃早餐，有時甚至沒吃，午餐又選擇方便快速的餐食，所以到了晚上，精神一放鬆就開始大吃特吃，彌補一天的不足。

上班族下班回到家，至少都要6～7點，距離睡覺時間只有3～4小時，如果晚餐吃得過於豐盛，食物不但來不及消化，而且晚間的活動量小，熱量消耗少，多餘熱量囤積在體內，在胰島素的作用下，大量合成脂肪，體重自然就會直線向上飆。

代謝性疾病

若是晚餐經常吃得太飽或是過食高蛋白、高油脂、高熱量食物，促使胰島素大量分泌，容易造成胰島素波動，誘發糖尿病。同時也可能會影響肝臟膽汁的分泌代謝，使得血液中膽固醇、三酸甘油脂等代謝異常，進而誘發高血脂症。

心血管疾病

如果晚餐攝入的內容為高熱量食物偏多，尤其是較難消化的肉類，可能會因為消化時間不足，導致血脂沉積在血管壁上，使得周邊細小動脈收縮，血管阻力增高，誘發血壓升高及動脈血管硬化。

消化系統疾病

通常晚餐距離睡前時光只有3～4小時，如果食物來不及完全消化，將使得血中糖、脂肪等濃度居高不下，不但容易誘發代謝性疾病，還會因為脂肪的合成增加，造成脂肪肝。除此之外，來不及消化的食物留存在腸道的時間過長，這些食物殘渣將產生毒素，不僅會刺激肝腎及大腦，也容易誘發腸道癌變。

若為晚間應酬多的上班族，除了美食再加上飲酒，容易誘發急性胰臟炎，嚴重的話，會使人在睡眠中休克、猝死。

睡眠障礙

每天的晚餐過盛、過飽，不僅會增加消化系統的負擔，同時也會使得腦部處於刺激過多的興奮狀態，因而影響入睡，造成多夢、失眠等睡眠障礙。中醫也有句話說：「胃不和，則臥不安。」意思是，失眠可能與脾胃不合有關，如果睡覺之前，脾胃還要大量工作，自然會延後入睡時間，影響睡眠品質。

長期失眠，不僅妨礙全身的氣血供應，還難以消除身體疲勞，同時影響腦部供血，會加速腦部退化，甚至增加罹患失智症的機率。

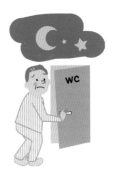

結石

　　人的排尿尖峰期一般在餐後的4～5小時，如果晚餐太晚吃，餐後尿液大量儲存體內，導致尿液中的鈣質無法排出，久而久之就會形成尿路結石。

晚餐要如何吃？

適合當晚餐的食物

　　要吃適量的主食，而且最好選擇五穀類食物。搭配富含優質蛋白的食物，例如低脂肉類、豆類製品、魚類、海鮮類。多吃蔬菜，尤其是黃色、深綠色蔬菜。

不適合當晚餐的食物

　　油炸食物、高脂肪食物（動物內臟、肥肉）、辛辣食物（麻辣鍋）、高熱量食物（蛋糕、甜點、冰淇淋等）。

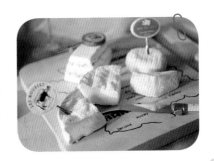

◆晚餐要定量、定時，以清淡、好消化為主。

◆晚餐要以蔬食為主，肉食為輔，而且一定要吃主食。

◆晚餐一定要吃熱食、熟食，不要吃冰品、生食。

◆睡前2小時一定要吃完晚餐。

低油、低鹽、低糖烹調法

若希望做好健康管理，最重要的就是飲食管理，想要吃得均衡，又不要餓肚子，自行料理是最好的選擇，透過一些小技巧就能夠吃得飽又不長肥肉。然而，經過一天的忙碌奔波，通常下班回到家已經疲憊不堪，如果還要花時間做菜，簡直是不可能的任務，該如何聰明料理，才能節省烹調時間又能吃得健康？

低脂的烹調小撇步

根據每日熱量及食物份量分配，通常油脂份量是最難掌握的，因為日常飲食中有太多的隱形脂肪，像是餅乾、糕點、乳製品、堅果、肉類、魚類，甚至是水果裡的酪梨與椰子肉都含有脂肪。

所以當讀者依照每日飲食指南的份量去攝取油脂時，必須再酌量「減少」，不能像外面

餐廳用多油爆炒、油炸的烹調方式。由於每一餐的用油量有限，將油用在最需要的菜色上，其餘都用少油烹調法。

上班族的健康筆記

隱形脂肪藏在哪裡？

炒飯（麵）、燒餅、油條、泡麵、蛋糕、麵包、酥皮點心、甜點、餅乾、油炸食品（炸雞、鹽酥雞、炸薯條）、冰淇淋、雪糕、鮮奶油、油豆腐、油炸豆包、油炸麵筋、奶精、花生醬、巧克力、蛋黃、魚卵、烏魚子、蟹黃、蛋黃醬、美乃滋等。

聰明選購

◆購買料理用油時，選擇「好油」。其中單元不飽和脂肪酸的油品是比較好的選擇，例如橄欖油、芥菜油。多元不飽和脂肪酸的油品則是第二選擇，例如葵花油、玉米油。

◆購買肉時，選擇脂肪含量較少的肉類，例如不買肥肉較多的五花肉、雪花肉片、霜降肉，改買里肌肉；改買牛腱，不買牛腩。多選禽肉（雞、鴨、鵝肉）、魚肉，少買豬、牛、羊肉。

◆盡量不要選購肉類的再製品，如火鍋餃類、貢丸、香腸、火腿、熱狗、煙燻製品、罐頭等，以及超市做好的肉類半成品，如獅子頭、珍珠丸子等，這類食品脂肪含量較高，而且含有許多食品添加物，尤其是鹽含量高，應減少食用頻率。

聰明料理

◆使用富含單元不飽和脂肪的好油來烹調，每日限制用量2～3茶匙（10～15公克）。

◆善用適合的鍋具，減少用油量，例如不沾鍋、微波爐、烤箱、電鍋。

◆料理肉類時，盡量選用瘦肉，先除去皮與肥肉，如果肉類帶皮或皮下油脂較厚，可以先將油煎出，瀝出油後再繼續烹調步驟。

◆燉煮肉類時，應將整鍋放在冰箱內，讓表面浮油冷卻，要吃時先撇去凝結的油，然後再加熱食用。（燉煮高湯時，也可用同樣的方法除去表面浮油。）

◆避免使用含油量多的調味品，如沙茶醬、芝麻醬、沙拉醬、炸醬、豆瓣醬等。

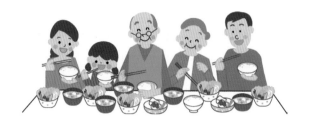

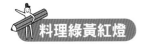

綠燈的低油脂料理法

蒸：利用隔水加熱及蒸氣使食物變熟，無油煙、低油量。例如蒸蛋。（注意！蒸的時間不可過長，以免食物營養素流失。）

涮：將肉類食物切成薄片，吃時要放入滾湯裡燙熟。例如涮涮鍋。（注意！肉類要選擇低油脂的，而且一定要燙熟。）

燙：將食材放入沸水片刻，大火燒滾後就撈出。例如燙青菜、燙蝦。燙法也用在去除肉類血水，通常稱為「汆燙」。

煮：煮的方式與燙相同，只是時間比較久。

烤、烘：將食材事先調味，用烤箱或架在烤網，烘熟或乾燥。如烤雞、烘牛肉。在醃漬食材時，避免添加過多調味料，尤其是現成的烤肉醬、沙茶醬或起司，盡量用天然香料，如蔥、薑、蒜，來增加風味即可。

燉、滷：先以大火燒滾食物，再以小火燒到爛熟是「燉」；若加入滷包就是「滷」。如清燉牛肉、滷雞腿。（記住，避免添加過多醬油、鹽、糖，善用蔥、薑、蒜、八角、肉桂、香菇蒂等天然食材增添風味。）燉與滷的時間都不宜過長，以免食材營養素流失，而一次燉（滷）的份量不要太多，因為重複加熱會讓食物味道越來

越鹹，營養素也會隨著每次加熱流失，而變成「空食物」。

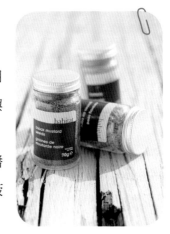

　　凍：食物中加入洋菜、果膠或利用食物天然的膠質，以低溫方式凍結菜與湯汁。例如豬肉凍、茶凍。

　　拌：將食材處理好，加入少許醬汁、調味料拌勻。如生菜沙拉、涼拌菠菜等。此外，避免使用市售現成醬汁、沙拉醬、蛋黃醬、美乃滋，可用天然食材，如蔥、薑、大蒜、辣椒、芝麻、橄欖油、油醋、水果醋等，以減少不必要的熱量攝取。

黃燈的中油脂料理法

　　炒：以中大火拌炒食物，例如炒青菜。盡量用單元不飽和的好油，每天用油量不超過15克。可用水炒方式減少用油量。

　　爆：用強火將油燒熱，食材迅速拌炒即起鍋。如醬爆雞丁、醬爆肉絲。醬爆通常含有較多的調味料，如醬油、糖，而且油通常會包覆在食材上，淺嚐即可。

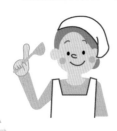

　　煎：將少量油燒熱後，用中火讓食物兩面煎得發黃、外皮鬆脆。如煎魚、煎豆腐。一般來說，煎法通常會使用一點澱粉裹住食材，而且料理時使用較多油，無形中會攝取過多熱量。

燒（燜）：菜餚經過炒煎，加入少許水或高湯及調味料，微火燜燒，使食物熟透、汁液濃縮。例如紅燒豆腐、紅燒魚。值得注意的是，高湯與調味料是隱形熱量來源，盡量使用清高湯、蔬菜高湯，或者事先將高湯浮油去除。避免使用過多醬油、糖、鹽、番茄醬等調味料，多使用天然食材。

糖醋：主要調味料為糖、醋，在菜餚中直接調味，或將調味料勾芡後淋在菜餚上。如糖醋排骨、糖醋魚。勾芡是體重控管中最危險的惡魔，又是澱粉，又是糖、番茄醬等調味料，這些都是隱形熱量，而且勾芡法，非常容易把油包裹在食材上，須特別留意！

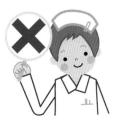

蜜汁：利用蜂蜜增加菜餚的獨特風味，例如蜜汁火腿。這些使用在調味時的蜂蜜、糖、油等，在計算一天的食用份量時，很容易被忽略，這都是體脂肪的構成物，不可不防。

紅燈的高油脂料理法

炸：用可蓋過食材的大量油燒熱後，將食物快速下鍋，高溫加熱至熟。例如炸雞塊、炸薯條、炸魚。油炸的食材多半會吸附油脂，讓你攝入大量油及澱粉。而澱粉類經過高溫油炸，容易產生致癌物質——丙烯醯胺，宜少用此種烹調法。

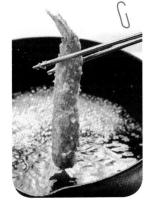

酥：將油熱透，淋在食物上，使外皮變酥，例如香酥鴨。

三杯：薑、蔥、紅辣椒炒香後放入主菜，加麻油、香油、醬油各一杯，燜煮至湯汁收乾，再加入九層塔拌勻，如三杯小卷、三杯雞。這類烹調法，經常在海產店、熱炒店可以看到，香辣誘人，三五好友聚會，最好少點這種菜色，以避免囤積脂肪。

低鹽的烹調小撇步

柴米油鹽醬醋茶，這人生七大事中，「鹽」是我們日常生活中非常重要的調味料。但是鹽分攝取過多，不僅會造成心臟、腎臟的負擔，引起高血壓，還會導致體內水分滯留，讓人感覺身體沉重，到了傍晚下肢就開始腫脹，不僅會阻礙血液循環，產生靜脈曲張，還會影響腿部曲線，不可不慎。

衛生署建議，每人每天的鹽分攝取應限制在6克（約1茶匙）以內，可是人們每天有太多機會接觸含鈉食物，因為鈉是食鹽的主要成分（約40%，1克的食鹽中含有400毫克的鈉），更是造成血壓波動與身體水腫的元凶，因此在計算鹽的份量時，應該要以食物（食品）的含鈉量為主。如果一天限鹽6克，那鈉含量就是2400毫克，如果一天按照六大類食物平均攝取的話，大約可攝入500～600毫克的鈉，那麼就只需要額外補充1900毫克的鈉（4.75克鹽）。

除了採取低鹽烹調法，更要留意隱藏在生活中的隱形鹽分。例如超商食物、自助餐、速食店，這些都是隱形鹽分的最大來源，往

往吃了1碗泡麵、1個漢堡就已經超過一天限鹽量，故如果白天都是外食，到了晚餐烹調時更要降低鹽分的使用量。

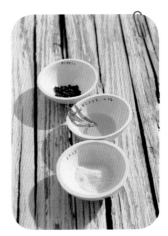

此外，許多食物和食材都含有隱形鹽分，但一般人卻很容易忽略，例如麵條、鬆餅粉、泡打粉等，這些食物在製作過程中都會添加鹽，所以不要忘記它們潛藏的鹽含量，而在廚房使用的醬料都含有過多鹽分，其中最容易被忽略的就是小吃店炒菜、煮湯必加的味精，每100克的味精就有20.7克的鹽（8280毫克鈉），且味精內含麩胺酸鈉，有些人對此成分容易過敏而產生頭暈頭痛等不適症狀，所以不妨利用輔料提味，減少味精用量。

上班族的健康筆記

隱形鹽分藏在哪裡？

麵條、鬆餅粉、奶酪、蛋糕、麵包、甜點、餅乾、油條、冰淇淋、香腸、煙燻肉品、熱狗、火腿、味精、番茄醬、沙茶醬、炸醬、甜麵醬、醬油、蠔油、烏醋、高湯塊、高湯罐頭、泡麵、泡菜、豆腐乳、豆乾、臭豆腐、鹹蛋、皮蛋、蝦米、干貝、魷魚乾、筍乾、關東煮等。

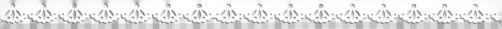

聰明選購

以下這些食品最好避免選購：

醃漬品：泡菜、醬菜、榨菜、豆腐乳。

醃製肉品：煙燻肉、香腸、火腿、熱狗。

超市商品：肉類半成品，或火鍋食材（丸類、餃類）、罐頭食品、泡麵。

聰明吃

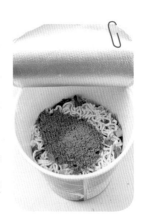

◆少吃醃製品、醃漬品，少吃速食食品（泡麵、即食湯杯），少喝湯（外面餐廳為了增加食物甜味，會加入大量的鹽巴和味精，尤其是湯，少喝為妙。）

◆吃涼拌菜或黑白切、蒜泥白肉時，醬汁須另外裝盤，以菜沾醬，可減少鹽分攝取。

聰明料理

◆利用部分蔬菜本身的風味，如青椒、洋蔥、香菇、番茄等，搭配其他食材一起料理。

◆利用天然食材或辛香料，作為調味代替品，如蔥、薑、蒜、胡椒、辣椒、洋蔥、九層塔、香菜、巴西里、肉桂、五香、八角、花椒等。

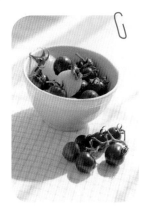

◆善用酸味來減少用鹽量，像是利用番茄、醋、檸檬、蘋果、鳳梨、柳橙等各種酸味，來添加食物的味道，取代糖醋料理的酸味與甜味。

◆利用食材天然鮮味取代湯品的味精及用鹽量，例如香菇蒂、海帶（或昆布）、柴魚等。減少使用湯塊、即食湯包、高湯罐頭等現成食品。

◆使用中藥材來增加食物風味，如當歸、枸杞、川芎、紅棗、黑棗等。其中枸杞能增加食材甜味，可取代味精。

◆採用容易保持食物原味的料理方法，如蒸、烤、煎等，尤其是海鮮類，其已經具有海的風味，避免過多的調味。

低糖的烹調小撇步

很多烹調法都會用到糖，就算你沒有加糖，但是調味醬料中大多添加糖分，這些你所忽略的部分，也許就是肥胖、慢性疾病，甚至引發失眠的危險分子。因此，在飲食管理中，除了要注意由澱粉類食物所轉化產生的糖分，食品及料理中的隱形糖分攝取，也是不可忽略的重要環節。

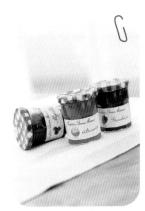

隱形糖分藏在哪裡？

加熱水即可食用的沖泡飲品，燕麥片、芝麻糊、藕粉、核桃粉等，餅乾、糕點、糖果、含糖飲料、低卡飲料、包裝果汁、罐裝飲料、番茄醬、沙拉醬、醬油、醬油膏、蠔油、水果乾、肉乾。藏在烹調方法裡的糖分，為糖醋、紅燒、滷、三杯。

聰明料理

◆利用食材的天然甜味來調味，例如新鮮水果、果汁，像是做糖醋料理可以用鳳梨取代糖的甜味。

◆利用中藥材的甜味來調味，如甘草、枸杞、紅棗、桂圓，這些中藥材除了可以代替糖來調味，也可做為茶飲，取代市售含糖飲料，健康養生又不發胖。

◆自製甜品、糕點，減少購買成品。自製點心比較能夠掌握食材來源及份量，並能利用假日做一些健康麵包、果凍、優格，既可以做為餐點，又能維持健康。

◆利用天然食材做為甜味來源，例如甜菊葉，不僅能滿足甜味需求，還能平衡血糖。

輪班上班族要如何吃晚餐？

現在社會結構已經改變，生活與工作型態都與過去不同，許多人的工作都是輪班制或是下班時間很晚，故三餐的用餐時間必須微幅調整。其實，針對輪班制的上班族，筆者都會建議他們記住一個準則，把睡前那餐當作晚餐，也就是睡前2小時絕對別吃難以消化的食物，而且睡前這一餐的份量是一天當中最少的。

如果是小夜班的人，晚上11、12點下班，可以在晚上6點吃晚餐，晚間9點多再補充一點水果、堅果或蛋類。如果是上大夜班的人，可以在準備上班前（晚上9點多）吃一餐（份量約為一天的35～40%），半夜值班時，再補充一些容易消化的水果、堅果或蛋類，隔天早上下班可以將早餐視為睡前餐，所以這一餐一定要吃得清淡些，而且吃完2小時後，才能上床睡覺。

對於經常上夜班的人來說，時間的顛倒打亂了身體的生理時鐘，導致內分泌、神經系統紊亂，影響腸胃消化、睡眠模式，容易使人出現腸胃不適、便祕、腹瀉，或是疲憊、免疫力下降、記憶力減退，甚至肥胖、代謝性疾病等問題。所以上夜班時，一定要盡量維持正常生理時鐘，尤其要注意飲食的調整，以彌補作息紊亂所造成的健康威脅。

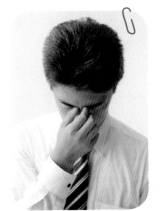

晚上10點後該怎麼吃？

一般來說，晚上9～10點之後，身體已經進入休息期，各個器官已開始自我修復，人的精神也變差，睡意升起，此時腸胃功能都在減弱，身體基礎代謝率正在慢慢下降，如果這時候再吃大魚大肉，身體會因為負擔過重而加速衰老。

不管你是不是因為輪班，還是熬夜，晚上10點之後，都不應該吃得太隨興，而要選擇清淡容易消化的食物，以湯、粥為佳，不宜選擇油膩難消化的食物，尤其是油炸品、肉類。如果真的很想吃肉，可以利用優質蛋白代替肉類，像豆腐、蛋類。

通常晚睡或是輪班制的人，營養素消耗得特別快，所以晚上不妨多吃富含維生素、礦物質的蔬果。

夜間工作的人，經常在昏暗環境工作，需要特別維護眼睛的視力，可多吃富含維生素A的食物，例如動物肝臟、奶類、蛋類和深色蔬菜。而補充維生素C則可緩解身體疲勞，增強抵抗力，所以要多吃新鮮蔬果。

晚上不宜靠咖啡因類飲料提神，不妨多喝溫開水或是花茶。如果想吃零嘴，改用堅果類來代替高熱量零食，可以補充營養素及脂肪酸。

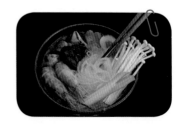

隨時隨地 Q&A

Q 現在市面上有很多的低鈉鹽或是代鹽，可以用來取代食鹽嗎？這樣是不是就可以不計較用鹽量？

A 低鈉鹽通常是以鉀來代替鈉，並不是所有人都適合食用。衛生署把它當作是一種特殊營養品，對於高血壓患者可以用來調整用鹽的含鈉量，但是對於腎臟功能有問題的人，或是患有尿毒症以及使用保鉀利尿劑的病人，絕對不可以吃低鈉鹽。其實，不管是哪種鹽，都必須要減量為宜，當你不確定自己身體的腎臟機能如何時，不宜使用市售的食鹽取代品。

Q 市面上出現很多種類的代糖，標榜無熱量，是否可以完全取代糖來調味呢？

A 代糖的種類很多，根據它產生熱量與否，一般分為營養性的甜味劑（會產生熱量）、非營養性的甜味劑（不含熱量）兩大類。

食用營養性甜味劑後仍然會產生熱量，只是熱量較蔗糖低。無糖口香糖裡常見的山梨醇（Sorbitol）、木糖醇（xylitol），就屬於這類代糖。甘露醇（mannitol）則經常被使用在果醬、糖果裡。

非營養性甜味劑食用後不會產生熱量，又稱為「人工甘味

劑」。這類代糖經常使用在食品工業上，例如糖精（Saccharin）、阿斯巴甜（Aspartame）等。市面上常見的低熱量飲料，如健怡可樂、健怡汽水，就是使用阿斯巴甜。不過，阿斯巴甜中含有苯丙胺酸，因此不適合苯丙酮尿症（Phenylketonuria, PKU）的患者使用。

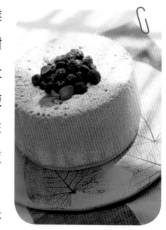

不管是哪一種代糖，都只是欺騙味覺的一種安慰劑，最好的方式還是減少攝取含糖食品、飲料，選擇清淡飲食，多喝開水、清茶。目前有眾多研究指出，食用人工合成代糖將危害身體健康，市售的食品，因為無法掌握其中的添加物，盡量還是少吃為宜。

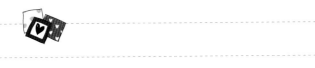

專屬於我的養生筆記

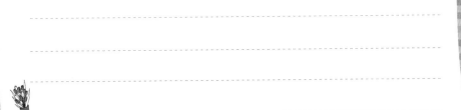

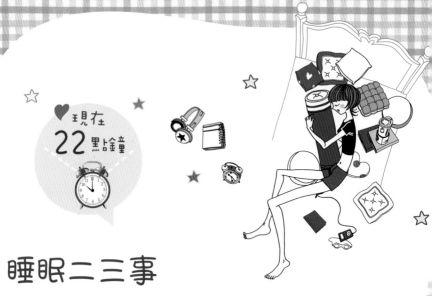

現在 22 點鐘

睡眠二三事

現代上班族大多是「上班打卡制，下班責任制」，許多人下班後仍然滿腦子都是公事，或者是癱在電視機前面當個沙發馬鈴薯。

人的一生當中有三分之一的時間花在睡覺這件事上，從剛出生每天睡16～18小時，到成人時期每天睡6～8小時，年紀越大晚上睡眠時數越短，不過許多老年人晚上睡得少，白天反而經常打瞌睡補眠。

根據睡眠醫學會統計，國人每10個人，就有3～4個人有睡眠障礙問題，而且年紀越大比例越高，女性也比男性多，可見「欠睡」的人越來越多，不過睡眠不只是量（時間）很重要，質（品質）也很重要。

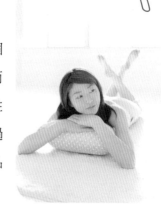

睡眠品質指標

　　你欠缺睡眠嗎？以下的睡眠狀態，你出現幾項？如果你有超過5項，可能需要求助於專業醫師。

☐ 無法在30分鐘內入睡。

☐ 一定要靠鬧鐘或有人叫，才有辦法準時起床。

☐ 需要依靠藥物，幫助睡眠。

☐ 白天經常感到無精打采、疲憊不堪。

☐ 注意力不容易集中，記憶力變差，經常忘東忘西。

☐ 思考力、創造力減退，反應變慢。

☐ 上班開會時忍不住打瞌睡。

☐ 通勤乘車時，一坐下就馬上打瞌睡。

☐ 吃飽飯後很想睡覺。

☐ 每天必須午睡，下午才有精神繼續上班。

☐ 放假時通常會賴床或補眠。

☐ 黑眼圈明顯。

重視眠養

　　養生專家曾國藩有句名言：「養生之道，莫大於眠食。」以中醫養生觀點來看，健康均衡的飲食習慣以及優良的睡眠品質，是最

重要的兩件事。

睡眠是調整內分泌系統、
腦神經系統的最佳時機，睡眠
最重要的功能就是「歸零」，
也就是將活動一整天的身、心
完全歸零，人類的身體各系

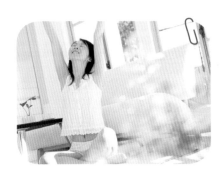

統，必須要靠睡眠時的歸零動作，讓細胞修復並重新儲存能量，腦
部也需要藉由睡眠時間來重新整理白天的所有資訊，進行分類、分
析、歸檔。

如果缺少睡眠的歸零動作，或是睡眠時數不足、品質欠佳，日
積月累所欠下的睡眠債，可能會在某一天讓你一次還清。短期缺少
睡眠可能出現記憶力減退、情緒欠佳、精神不濟、免疫力下降等症
狀，中長期失眠可能會讓你的身體出現問題，甚至引發慢性疾病，
例如代謝症候群、糖尿病、高血壓、心血管疾病。

睡眠周期

睡眠時，大腦的電波活動共有5個周期。1.淺睡期，很容易被
吵醒；2.睡眠加深期；3.較深的熟睡期；4.更深的熟睡期；5.快速眼
動期（REM）。第3與4階段是慢波睡眠。一般睡眠的次序是
「1→2→3→4→3→2→5」。

晚上睡覺時，第一個睡眠周期的特徵是深度慢波睡眠（第3、4

階段），而此階段最好是在膽肝經循行時完成，也就是晚上11點至凌晨3點，此時為生長激素的分泌高峰期，如果能夠達到深度睡眠，有助於身體內分泌系統的運作，是最有效率的睡眠方式。

根據研究指出，凌晨12點到早上8點是所有荷爾蒙的主要分泌時間，因此規律的作息能讓內分泌系統正常運作。從中醫觀點來看，順應經絡循行安排作息，能讓養生保健達到事半功倍的效果。而晚上11點至凌晨1點是膽經循行的時間，凌晨1點到3點則為肝經值班時間，中醫認為「肝主藏血」，「人臥則血歸於肝」，保持肝血充足，隔天才有足夠精力，思緒才能清晰，而判斷力才會正確。

根據現代醫學研究證實，睡眠時間進入肝臟的血流量是站立時的7倍。流經肝臟血流量的增加，有利於增強肝細胞的功能，提高解毒能力，並加速蛋白質、醣類、脂肪、維生素等營養物質的代謝，以維持人體健康。

因此，晚上11點進入熟睡期是維持睡眠品質的最佳辦法。然而，從每人每天需要的睡眠時數來看，成人最佳的睡眠時間是6～8小時，過多、過少都不利於健康，假設你每天早上必須8點出門上班，大約需要7點以前起床，因此你前一晚至少要在11點之前熟睡，如此便能保證你有7個小時的睡眠時間。若你需要大

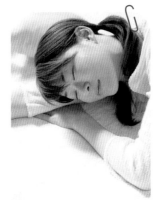

約半小時來醞釀睡眠情緒，那麼你晚上10點半就應該躺在床上了。

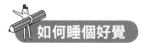
如何睡個好覺

若希望擁有優質睡眠，有下列幾個重點：

作息規律

按時上床睡覺、起床，讓生理時鐘習慣固定與規律的作息，就算晚睡也不要晚起，週末假日千萬別賴床，如果平常的上班日累積了一些睡眠債，可以提早上床20～30分鐘補眠，而不要賴床。

布置舒適睡眠環境

睡眠專家不斷強調臥室只能用來睡覺，所以臥室的布置、色調及燈光都要以柔和為主。寢具（床墊、枕頭）要選擇符合人體工學，能夠支撐身體及維持人體脊椎生理曲度的床墊、枕頭，材質以透氣、舒適、容易清潔保養為佳。

睡覺時，臥室的燈光越暗越好，因為光線會干擾體內褪黑激素作用，影響睡眠週期。此外，最好將溫度控制在25～26℃或是舒眠狀態，通常溫度低一點能夠幫助入睡，因為人體內的溫度調節器，在睡眠時刻會降低，如果室溫過高或過低都會干擾睡眠週期，影響睡眠品質。

午後避免食用含咖啡因食物

由於咖啡因作用時間長達6～8小時，如果你對咖啡因比較敏

感，且會干擾睡眠，那麼午後就不要食用這類的食物飲料，如咖啡、可樂、茶飲、巧克力等。容易因爲咖啡因食品影響睡眠的人，下午之後不妨改喝花茶，像是薰衣草、茉莉、洋甘菊、桂花等，這類花茶可以幫助情緒穩定，並能讓身心安定。

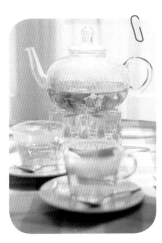

晚餐不宜吃得過飽、油、鹹、甜

睡前2小時吃晚餐或晚餐過於豐富都會影響入睡，且影響腸胃消化，可能會導致消化系統疾病。中醫認爲：「胃不和，則臥不安。」如果平常飲食不規律、暴飲暴食，造成脾胃功能受損，容易誘發失眠。

油、鹹、甜等食物都會增加腸胃消化負擔，因而影響晚上入眠，晚餐後也要避免菸、酒，因爲尼古丁是一種具刺激性的提神物質，會影響睡眠，而酒精則會干擾睡眠周期，導致身體無法獲得充分修護。

睡前助眠儀式

睡覺之前，可以利用38～40度的熱水沖澡或泡澡，有助於入眠，因爲睡前沖澡、泡澡，能夠讓體溫下降，同時誘發睡眠。

睡前1小時就要開始準備睡前儀式，誘導能夠助眠的 α 波，並

且利用音樂、香味、燈光來做為輔助，適合睡前的音樂應該是音調簡單、旋律重複的極簡音樂，香味來源可以泡杯天然花茶，例如薰衣草、洋甘菊，用花茶的香味取代薰香，或是在床頭放一包花茶茶包。

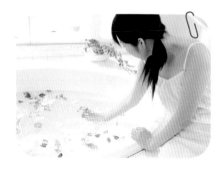

如果已經躺在床上30分鐘以上，還是睡不著，不要勉強自己，起床喝點溫開水或花茶，做些和緩的伸展運動、腹式呼吸，或是聽聽音樂。切記，這些活動是為了重複一次睡前儀式，所以不要打開電視或電腦，因為在睡前接受藍光刺激，只會讓失眠狀況更嚴重。

助你好眠的藥枕

頭頸部位有許多經絡循行經過，人體的重要腧穴多半分布在頭頸部位。藥物經由皮膚接觸，透過血液循環及經絡調節，可以幫助改善睡眠問題。藥枕的製作簡單，不妨嘗試自行製作助眠藥枕。

藥枕的材料可以依照個人需求做調整，將藥材打碎、烘乾，裝入棉質枕頭套內，再縫合袋口不讓藥材露出即可。若不習慣藥材枕頭的觸感，可以將藥枕做成長條狀，塞入平常睡覺的枕頭之枕套，使藥枕靠近頸部位置，睡覺時便能接觸藥枕。

常用藥枕材料

1. 桑葉、菊花各1000克。適用於偏頭痛，以及外感熱風引起的頭痛目赤、肩頸僵硬等症。

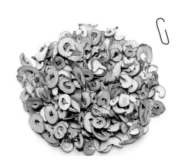

2. 合歡花、夜交藤各1000克。適用於心神不寧、憂鬱失眠、夜間盜汗、皮膚搔癢、肢體痠痛等症。

注意事項

◆藥枕枕套需選用棉布材質，不宜使用化纖類製品。

◆同一種藥枕使用不超過2～3個月。

◆每2～3週將藥枕暴曬一次，以保持乾燥，防止藥物發霉。

◆使用時如出現頸部皮膚發癢、發紅、起疹子等過敏現象，應停止使用。

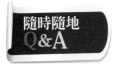

隨時隨地
Q&A

Q 喝牛奶可以幫助入睡？

A 許多理論認為喝牛奶可以幫助入睡，也有人認為睡前不宜喝牛奶，因為夜裡容易產生胃酸，導致胃食道逆流。

事實上，牛奶能夠助眠主要是因為含有一種胺基酸——色胺酸

（Tryptophan），這種成分屬於必需胺基酸，是大腦製造褪黑激素（Melatonin）、血清素（Serotonin）的原料。褪黑激素主要與睡眠周期有關，血清素則與情緒穩定有關。色胺酸可幫助調整睡眠模式和情緒，臨床經常作為失眠、抑鬱、憂鬱、帕金森等疾病的輔助治療。

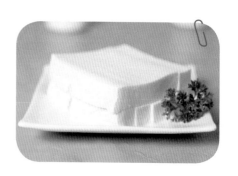

許多食物中都含有色胺酸，以魚、肉、奶類最多，其次為豆類與堅果類食物，豆類食品中黃豆、豆腐等色胺酸含量豐富，堅果類中則以葵花子、芝麻、南瓜子含量較多，水果中以香蕉的色胺酸含量最多。

色胺酸具有安定情緒與助眠作用，維生素B群能安定神經，所以兩者搭配效果可以加乘，其中堅果類就含有豐富色胺酸與維生素B群，對於不敢喝牛奶的人，睡前喝杯無糖芝麻糊效果也不錯。

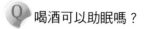 喝酒可以助眠嗎？

Ａ 許多人認為，喝酒微醺狀態，可以幫助入睡。事實上，少量酒精雖能讓人感覺想睡，但是入睡後只會讓睡眠周期停留在淺睡期，不易到達深睡期，所以對於身體疲勞的恢復沒有助益，反而會讓隔天的精神變差。

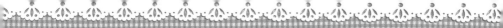

睡前儀式

睡前做些簡單的靜態伸展，有助入眠以及提升睡眠品質。有些動作不適合在彈簧床上做，可以在地板鋪上瑜珈墊或大毛巾，進行肢體伸展，以舒緩一天疲憊的身軀。

1 平躺，將雙腿抬高靠在牆上，雙手輕鬆放置在身體兩側，維持5～10分。

2 將臀部向牆角移動，直到臀部頂住牆壁，雙腿和牆壁維持90度，並且抬高靠在牆上，膝蓋伸直，腳尖向地面方向勾，維持10秒。

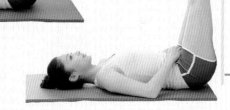

90°

3 慢慢將雙腿打開，感覺大腿內側肌肉被牽拉，維持10秒，再回到動作2。

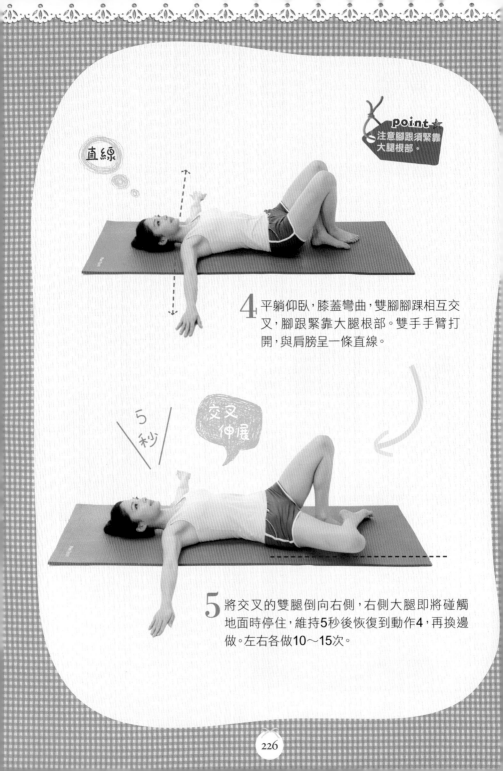

直線

point★
注意腳跟須緊靠
大腿根部。

4 平躺仰臥,膝蓋彎曲,雙腳腳踝相互交叉,腳跟緊靠大腿根部。雙手手臂打開,與肩膀呈一條直線。

5秒

交叉
伸展

5 將交叉的雙腿倒向右側,右側大腿即將碰觸地面時停住,維持5秒後恢復到動作4,再換邊做。左右各做10～15次。

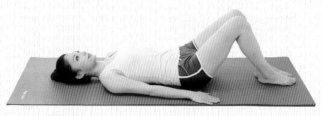

6 平躺在床上，雙膝蓋彎曲，腳掌貼住床面。

腰臀
抬高

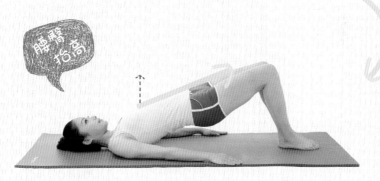

7 吸氣後再呼氣，利用臀、腰部的力量，將臀部抬起，身體
與大腿部呈一直線，維持2秒後回到動作6。重複5～10
次。

呼吸

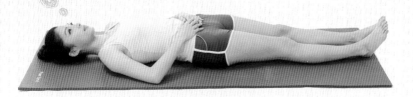

8 將雙手手掌交疊，置於腹部，做腹部呼吸，慢慢吸氣、吐氣，直
到睡著。

居家擺設教你讀性格，
超效清潔教你成為家事王！

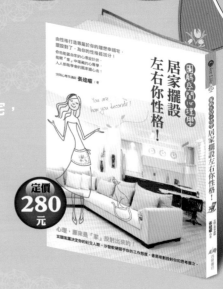

《居家擺設左右你性格！》
圖解空間心理學

**由性格打造專屬於你的理想幸福宅，
擺設對了，為你的性格超加分！**

你也能當自家的心理設計師，
揭開「家」中隱藏的心理學，
人人都能學會的觀家讀心術！

空間心理學講師 **張建曜** / 著

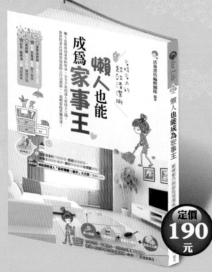

《懶人也能成為家事王》
省時省力的超效清潔術

**懶人也能成為家事妙管家，
完全不累的達人密技大公開！**

教你賢妻良母都想知道的去汙清潔術，
一起輕鬆除舊驅霉運！

※獨家收錄網路達人的收納絕學！

活泉書坊編輯團隊 / 編著

采舍國際
www.silkbook.com

新絲路網路書店
silkbook○com

活泉書坊

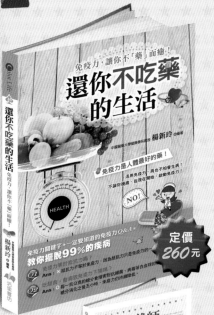
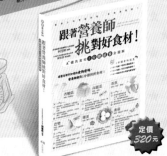
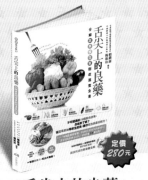

喝出人體自癒力，
體驗不老的逆齡奇蹟！

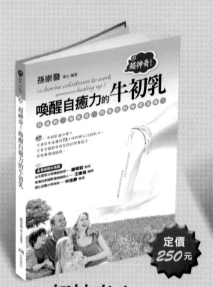

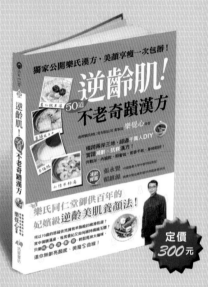

定價
250元

定價
300元

《超神奇！
喚醒自癒力的牛初乳》

孫崇發 博士 編著

牛初乳是什麼？
它是乳牛生產後 **72** 小時內所分泌的乳汁。
它富含許多調節免疫系統的營養因子，
其營養價值極高。

鼻子過敏、紅斑性狼瘡、慢性疾病，有救了。
化病痛為免疫的牛初乳，
讓你喝出百毒不侵的身體！

《逆齡肌！
50道不老奇蹟漢方》

臺灣樂氏同仁堂有限公司 **樂覺心** 編著

橫跨兩岸三地、
超過千萬人DIY實證減齡、抗衰漢方
外敷浴、內服飲，照著做、
青春不老、身材姣好！

輕鬆甩掉大嬸味，
還你無齡亮顏感、
美魔S曲線！

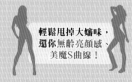

國家圖書館出版品預行編目資料

上班族的隨身隨手隨時動動本 / 陳柏儒編著. -- 初版.
-- 新北市：華文網, 2013.08
　　面；　　公分
ISBN 978-986-271-377-8(平裝)

1.健康法

411.1　　　　　　　　　　　　102010895

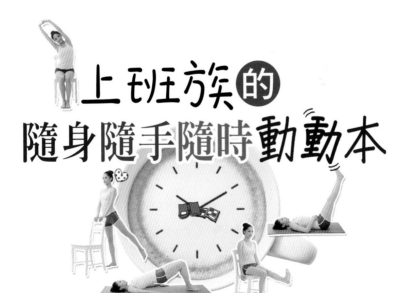

上班族的
隨身隨手隨時動動本

活泉書坊

上班族的
隨身隨手隨時動動本

出 版 者▓ 活泉書坊

作　　者▓ 陳柏儒　　　　　　　　美術設計▓ 李家宜

總 編 輯▓ 歐綾纖　　　　　　　　動作示範▓ 張文馨

文字編輯▓ 陳頡如　　　　　　　　髮型&化妝▓ 蔡孟臻

特約攝影▓ 張明偉

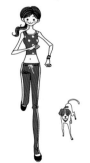

郵撥帳號▓ 50017206 采舍國際有限公司（郵撥購買，請另付一成郵資）

台灣出版中心▓ 新北市中和區中山路2段366巷10號10樓

電話▓（02）2248-7896　　　　　　傳真▓（02）2248-7758

物流中心▓ 新北市中和區中山路2段366巷10號3樓

電話▓（02）8245-8786　　　　　　傳真▓（02）8245-8718

ISBN▓ 978-986-271-377-8

出版日期▓ 2013年8月

全球華文市場總代理 / 采舍國際

地址▓ 新北市中和區中山路2段366巷10號3樓

電話▓（02）8245-8786　　　　　　傳真▓（02）8245-8718

新絲路網路書店

地址▓ 新北市中和區中山路2段366巷10號10樓

網址▓ www.silkbook.com

電話▓（02）8245-9896　　　　　　傳真▓（02）8245-8819

本書全程採減碳印製流程並使用優質中性紙（Acid & Alkali Free）最符合環保需求。

線上總代理▓ 全球華文聯合出版平台

主題討論區▓ http://www.silkbook.com/bookclub　　◎新絲路讀書會

紙本書平台▓ http://www.silkbook.com　　　　　　◎新絲路網路書店

電子書下載▓ http://www.book4u.com.tw　　　　　◎電子書中心（Acrobat Reader）

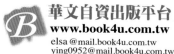

華文自資出版平台

www.book4u.com.tw

elsa@mail.book4u.com.tw
ying0952@mail.book4u.com.tw

全球最大的華文圖書自費出版中心
專業客製化自資出版‧發行通路全國最強！